MÉMOIRES

SUR

L'ÉDUCATION, LES MALADIES, L'ENGRAIS ET L'EMPLOI

DU PORC.

OUVRAGES

GÉNÉRATION (DE LA); par M. *Girou de Buzareingues.* Paris, 1828, in-8°. . . . . 5 f. 50 c. et 6 f. 75 c.

HARAS (DES) DOMESTIQUES EN FRANCE; par *J.-B. Huzard* fils. Paris, 1829, in-8°. . . . . 6 f. et 7 f. 50 c.

ART DE FAIRE LE BEURRE ET LES MEILLEURS FROMAGES, d'après les agronomes qui s'en sont le plus occupés, tels que *Anderson, Twamley, Desmarets, Chaptal, Villeneuve, Huzard fils,* etc. Paris, 1828, in-8°. . . . . 4 f. 50 c. et 5 f. 50 c.

INSTRUCTION POUR LES BERGERS et pour les propriétaires de troupeaux, par *Daubenton,* avec des notes, par *J.-B. Huzard.* 5e édition. Paris, 1820, in-8°, avec 23 planches. . 7 f. et 9 f.

— Extrait de l'ouvrage ci-dessus in-18. . 1 f. 50 c. et 2 f.

INSTRUCTION SUR LA MANIÈRE DE CONDUIRE et gouverner les vaches laitières; par *Chabert* et *Huzard.* 3e édition augmentée. Paris, 1807, in-8°. . . . . 1 f. 25 c. et 1 f. 50 c.

MANUEL DE LA FILLE DE BASSE-COUR, contenant des instructions pour élever, nourrir, engraisser tous les animaux de la basse-cour, guérir leurs maladies, etc. Nouv. édit. aug. Paris, 1830, in-18. . . . . 1 f. 50 et 2 f.

MANUEL DU BOUVIER, ou Traité de la médecine pratique des bêtes à cornes; par *Robinet.* Nouv. édit. augmentée de notes traduites de l'anglais, par M. *Huzard* fils. Paris, 1826, 2 vol. in-12. . . . . 6 f. et 7 f. 60 c.

MÉMOIRES

SUR

L'ÉDUCATION, LES MALADIES, L'ENGRAIS ET L'EMPLOI

DU PORC;

PAR ERIK VIBORG,

PROFESSEUR EN CHEF DE L'ÉCOLE ROYALE VÉTÉRINAIRE DE COPENHAGUE,

ET YOUNG,

FERMIER DANS LE COMTÉ DE SUFFOLK EN ANGLETERRE.

DEUXIÈME ÉDITION,

CORRIGÉE ET AUGMENTÉE DE NOTES PUBLIÉES DEPUIS LA PREMIÈRE ÉDITION
PAR DES AGRONOMES ET DES VÉTÉRINAIRES.

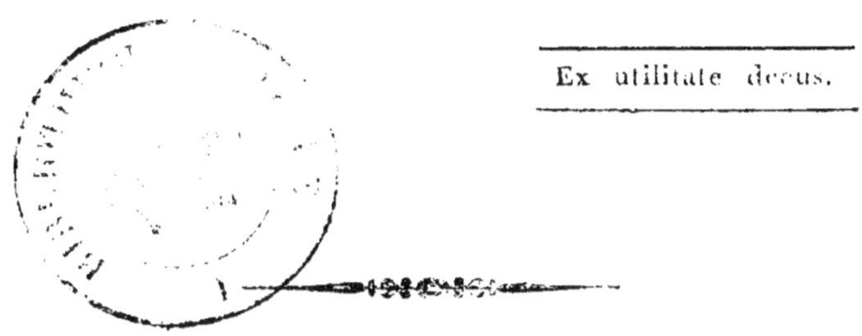

Ex utilitate decus.

A PARIS,

CHEZ MADAME HUZARD (NÉE VALLAT LA CHAPELLE),
Rue de l'Éperon-Saint-André-des-Arts, N° 7.

1835.

MÉMOIRE

SUR

LE PORC;

PAR ERIK VIBORG.

OUVRAGE COURONNÉ PAR LA SOCIÉTÉ D'AGRICULTURE DE
LA SEINE, DANS SA SÉANCE PUBLIQUE DU **26** BRUMAIRE
AN **14** (**17** NOVEMBRE **1805**).

PREMIÈRE SECTION.

DES DIFFÉRENTES ESPÈCES ET RACES DU PORC ; DE SON AGE ET DE QUELQUES PARTICULARITÉS DE STRUCTURE ANATOMIQUE.

Le porc, qu'on déprécie et qu'on néglige généralement,
est un des quadrupèdes domestiques les plus utiles; et, à
cet égard, il ne le cède en rien au bœuf et à la brebis.
Sa chair, si nourrissante, n'est pas seulement pour la
classe du peuple une ressource précieuse et un objet presque de première nécessité, elle fournit encore à la table
du riche une infinité de mets plus ou moins délicats. Cet
animal se nourrit d'ailleurs à peu de frais, puisque tous
les résidus des cuisines et jardins, des boucheries et laiteries, des amidonneries et brasseries, lui servent d'aliment; il se nourrit aussi de lui-même dans les prairies et
les forêts. Lorsqu'on le tue, il dédommage amplement le

propriétaire du peu de dépense qu'il lui a occasioné, attendu que sa chair se vend bien, et que tout sert dans sa dépouille. Ce n'est que parmi les Juifs et les Mahométans que le porc est sans valeur, parce que la religion de ces peuples leur défend d'en manger. Il est, au reste, peu en faveur parmi nos agriculteurs, à cause des dégâts qu'il fait aux champs et des dévastations qu'il porte aux clos des prairies, et en outre parce que son fumier est, en général, réputé, quoiqu'à tort, de peu de valeur.

Les porcs sont ordinairement régis de manière à ne donner qu'un mince produit.

Le peu de soin qu'on se donne pour avoir de bonnes races et pour les accoupler convenablement, et la négligence avec laquelle on soigne cet animal, sont les causes de la petitesse de nos porcs, de ce qu'ils exigent beaucoup de fourrage et donnent très peu de bénéfice.

La chair de porc, la plus nutritive et la plus substantielle de toutes les chairs, est un des plus importans alimens que le règne animal offre à l'agriculture, bien que, par l'effet du régime vicieux auquel est soumis ordinairement l'animal qui le fournit, il vienne souvent à lui coûter plus cher que le bœuf et le mouton. Cet aliment est très estimé par les navigateurs, et, quoiqu'il soit réputé plus indigeste que toute autre viande, il ne fournit pas moins aux tables distinguées des mets dont on ne se priverait pas volontiers. Il est bien vrai, cependant, que le porc, comme aliment, n'est point convenable aux malades, aux convalescens, et même aux personnes d'une faible constitution qui voudraient en faire leur nourriture habituelle.

Pour prévenir le dégât que le porc, comme animal destructeur, peut occasioner à la campagne, on a jugé à propos d'établir des lois dans plusieurs états. Dans certains, par exemple, il est permis de tuer les porcs ambulans qu'on ne peut parvenir à saisir; on les atteint alors d'un coup de feu.

Le fumier du porc est très injustement déprécié par l'agriculteur, parce qu'il produit beaucoup de ronces et d'ivraies ; cet inconvénient ne peut résulter que du fumier des porcs nourris dans les bois, où les animaux mangent des ronces ou d'autres fruits ou graines, qui, quand elles arrivent intactes dans l'estomac de certains animaux, ont la propriété de passer à travers le canal intestinal en conservant leur faculté germinative. Le fumier de cochon fournit, comme les autres fumiers, un aliment abondant aux végétaux, et il est particulièrement très avantageux aux houblonnières.

Caractère générique du Porc.

(Famille des pachydermes.)

Le porc se distingue particulièrement des autres animaux. Ses dents, son boutoir, sa soie et ses pieds ont quelque chose de particulier. Aussi désigne-t-on les caractères du genre des porcs par un boutoir saillant et tronqué, deux crochets ou défenses à la mâchoire antérieure, et deux à la postérieure, une peau épaisse, couverte de soies grosses et rudes, et quatre ongles.

Les dents incisives ne sauraient fournir un caractère essentiel du genre du porc, attendu que tous les animaux de ce genre n'ont pas le même nombre de dents incisives.

Par contre, les crochets ou défenses sont toujours au nombre de quatre, dont deux, ainsi qu'il a été dit, à la mâchoire antérieure, et deux à la postérieure.

On aperçoit, en outre, tant à la mâchoire antérieure qu'à la postérieure, deux dents qui sont appliquées près les crochets, et qu'on a prises d'abord pour des crochets; mais leur forme montre clairement que les deux

de la mâchoire antérieure appartiennent aux dents incisives, et les deux de la postérieure aux dents molaires;
ce qui fait que je désigne les unes sous la dénomination
de surdents incisives, et les autres sous celle de surdents
molaires.

Les naturalistes, qui attribuent au porc sept dents
molaires à la mâchoire antérieure et autant à la postérieure, ont sans doute eu sous les yeux un porc muni de
surdents molaires.

Le renne et d'autres animaux de la classe ruminante ont,
comme les porcs, quatre doigts ou ongles; mais leurs os
métacarpiens et métatarsiens accessoires ne vont pas jusqu'aux jarrets, comme ceux des porcs (1).

---

(1) MAMMALOGIE, par *M. Desmarets*. Genre CXII.

COCHON, *sus*, Linn., Briss., Erxleb., Cuv., Geoff., Illig.

CARACT. *Formule dent.* : Incisives, $\frac{4}{6}$ ou $\frac{6}{6}$; canines, $\frac{1-1}{1-1}$; molaires, $\frac{7-7}{7-7}$ = 42 ou 44.

Incisives inférieures dirigées obliquement en avant, tranchantes au bout; les *supérieures* coniques.

Canines fortes, sortant de la bouche et se recourbant vers le haut, quelquefois très longues, dépourvues de racines proprement dites, et croissant pendant toute la vie de l'animal.

Molaires simples : les antérieures, petites et étroites; les quatre dernières garnies de tubercules mousses à leur couronne, disposées par paires.

Nez prolongé, cartilagineux, tronqué au bout et renfermant un petit os particulier (l'os du boutoir).

Yeux petits, à pupille ronde.

Oreilles assez développées et pointues.

Tous les pieds ayant quatre doigts, deux grands, intermédiaires, posant seuls sur le sol, et deux plus petits relevés et un peu en arrière; tous les quatre munis de petits sabots triangulaires.

Queue médiocre.

Douze mamelles.

Corps couvert d'une peau épaisse, revêtue de poils raides et longs, appelés soies.

Estomac membraneux et simple.

Verge dirigée en avant dans le repos; *testicules* renfermés dans un scrotum apparent.

9

Énumération des espèces du genre Porc.

Les naturalistes comptent six espèces de porcs, qui sont(1) :

1°. Le babyroussa, ou porc cornu (*sus babyrussa*).

2°. Le pecari, ou porc musqué (*sus tajassus*) (2).

3°. Le sanglier de Guinée (*sus porcus*) (3).

4°. Le sanglier d'Afrique (*sus Africanus*).

5°. Le sanglier d'Éthiopie (*sus Æthiopicus*) (4).

6°. Le porc commun (*sus scrofa*).

La première espèce est nommée porc cornu, parce que les crochets de la mâchoire antérieure de cet animal s'élèvent si fortement en courbe vers le front, qu'ils paraissent figurer deux cornes.

La seconde espèce, ou pecari, est aussi appelée porc musqué, à cause d'une glande d'une odeur musquée qui se trouve aux lombes de cet animal.

Les troisième, quatrième et cinquième espèces ont pris leurs noms des contrées où elles se trouvent.

Habit. Animaux omnivores, vivant principalement de racines et de fruits; gloutons et voraces à l'excès, recherchant les lieux humides et fangeux pour s'y vautrer, etc.

Patrie. L'ancien continent.

(1) *M. Desmarets* ne reconnaît que trois espèces au genre Cochon : 1° le *cochon ordinaire* ; 2° le *cochon babyroussa* ; 3° le *cochon à masque*.

(2) *M. Desmarets* en fait un genre à part qui renferme deux espèces ; c'est son genre CXIV.

(3) *M. Desmarets* ne parle du sanglier ou cochon de Guinée que pour le considérer comme une variété du sanglier ou cochon commun. Il ne parle ni du sanglier d'Afrique, ni du sanglier d'Éthiopie. *M. Cuvier* croyait cependant qu'il existait dans l'Afrique occidentale et centrale une autre espèce que l'espèce du sanglier à masque.

(4) Il est assez probable que cette espèce est le sanglier à masque de *M. Desmarets*. (Voir la note de la page 14.) — Les naturalistes en ont fait un genre à part, ainsi que du *babyroussa*.

La dernière espèce se trouve répandue si généralement dans toutes les contrées, qu'elle en a reçu le nom de commun.

Le babyroussa, ou *porc cornu* (sus babyrussa).

Cette espèce est caractérisée par deux crochets ou dé-fenses à la mâchoire antérieure, très longs et se recourbant fortement en arrière vers les yeux, et par deux crochets ou défenses à la mâchoire postérieure, semblables aux dé-fenses du sanglier.

On élève ce porc comme animal domestique dans les îles de la mer des Indes. Il est de la grandeur d'un daim ; son dos est couvert de soies hérissées ; le reste du corps d'une soie souple, d'un brun gris ; ses yeux sont petits, ses oreilles courtes et amincies, sa queue longue et tor-tillée est ornée d'une houppe à son extrémité. Les dents incisives sont en nombre, et de formes parfaitement sem-blables à celles du porc commun. Par contre, on ne trouve, d'après les rapports de plusieurs naturalistes, que cinq molaires de chaque côté des mâchoires postérieure et an-térieure ; cela se vérifie par une hure qui est en ma pos-session.

Le babyroussa, au moyen de ses crochets, appuie sa tête sur les troncs d'arbres pour dormir debout, tout comme l'éléphant appuie sa tête sur ses longues défenses. Il se nourrit de feuilles et autres parties des végétaux ; il est plus tranquille et moins porté à fouiller que le porc ordi-naire, et sa chair est très savoureuse ; qualités qui méri-teraient bien de fixer l'attention des Européens, à l'effet de déterminer si l'adoption de cet animal au nombre des quadrupèdes domestiques, et si son introduction dans les colonies des climats chauds, ne seraient pas d'un avantage considérable. Il est assez connu que le babyroussa nage

BABIROUSSA,

bien et plonge quand il est poursuivi dans l'eau par ses ennemis. Au reste, les verrats de cette espèce ne montrent aucune inclination pour s'accoupler avec les femelles de nos porcs communs.

Le pecari, ou porc musqué (dicotyles) (1).

Le pecari se distingue des autres espèces de porcs par une queue courte et cachée; par une ouverture aux lombes, de laquelle il ressue une humidité d'une odeur forte, qui sort d'une glande située sous la peau.

---

(1) *M. Desmarets*. Genre CXIV.

Pecari, *dicotyles*, Cuv.

Sus, Linn., Erxleb., Bood., Schreb., Geoff. Illig.

Caract. *Formule dent.* : incisives, $\frac{4}{6}$; canines, $\frac{1-1}{1-1}$; Molaires, $\frac{6-6}{6-6}$ = 38.

Incisives supérieures verticales, les *inférieures* couchées en avant.

Canines petites, triangulaires, fort tranchantes, dirigées à peu près comme celles des sangliers, mais ne sortant pas de la bouche.

Molaires ayant leur couronne munie de tubercules arrondis, disposés irrégulièrement.

Tête longue et pointue; *chanfrein* droit, terminé par un groin.

Oreilles médiocres, pointues.

Yeux petits, pupille ronde.

Pieds de devant ayant quatre doigts, dont les deux intermédiaires les plus grands, et les deux latéraux beaucoup plus courts et ne posant pas à terre. *Pieds de derrière* à trois doigts, deux longs comme aux antérieurs, et un plus court interne; l'externe manquant tout à fait.

Une glande située sur la région des lombes, sécrétant continuellement une humeur gluante, dont l'odeur est fétide, et s'ouvrant au dehors par un repli de la peau, en forme de boutonnière.

Queue remplacée par un tubercule.

Soies dont le corps est couvert, très fortes et très raides.

Verge dirigée en avant, renfermée dans un fourreau; *scrotum* peu développé.

Os du métacarpe et du métatarse des deux grands doigts des quatre pieds, soudés en une espèce de canon, comme dans les ruminans.

Estomac divisé en plusieurs poches par des brides membraneuses.

Habit. Analogues à celles des sangliers.

Patrie. L'Amérique méridionale.

Cette espèce habite dans la partie méridionale de l'Amérique et aux Antilles. La nourriture du pecari consiste en fruits, feuilles, et principalement en serpens. Il ne recherche pas autant les bourbiers et marécages que le porc commun ; il fuit l'urine de l'homme, et se laisse facilement apprivoiser ; mais il ne s'accouple pas avec le porc commun. Il ne prend pas autant de graisse non plus, mais il donne une chair très savoureuse, lorsqu'on a soin, aussitôt après l'avoir tué, de couper cette glande d'une odeur si forte, qu'on a prise mal à propos tantôt pour le nombril de cet animal, tantôt pour une espèce d'égout des humeurs impures. On prétend que ses petits font surtout un rôti fort délicieux ; il s'en trouve deux variétés, l'une plus grande, l'autre plus petite.

Cet animal pèse ordinairement 20 kilogrammes. On assure aussi qu'il s'en est trouvé du poids de 30 kilogrammes et au delà. Il se rapproche beaucoup, par la structure de son corps, du porc commun de la Chine ; il a 1 mètre de longueur sur 45 centimètres de hauteur. Ses soies, semblables par leur raideur à celles du porc-épic, sont d'une couleur grise entrecoupée de colliers blancs. Sa queue est très courte, ce qui lui a fait donner par plusieurs naturalistes, et notamment par *Blumenbach*, le nom de *sans queue*. Ses dents sont comme celles du porc commun ; mais il se distingue de celui-ci, sous le rapport anatomique, par un estomac à plusieurs poches. Il n'a d'ailleurs, selon *Daubenton*, que trois doigts aux pieds postérieurs. Cependant un Anglais, nommé *Tyson*, dit avoir disséqué un porc musqué, qui avait quatre doigts aux pieds postérieurs, mais, par contre, trois seulement aux pieds antérieurs.

Lorsqu'on rencontre des pecaris à l'état sauvage, c'est toujours en grandes hordes ; ils traversent les fleuves et les mers par files ; celui qui suit appuie toujours sa

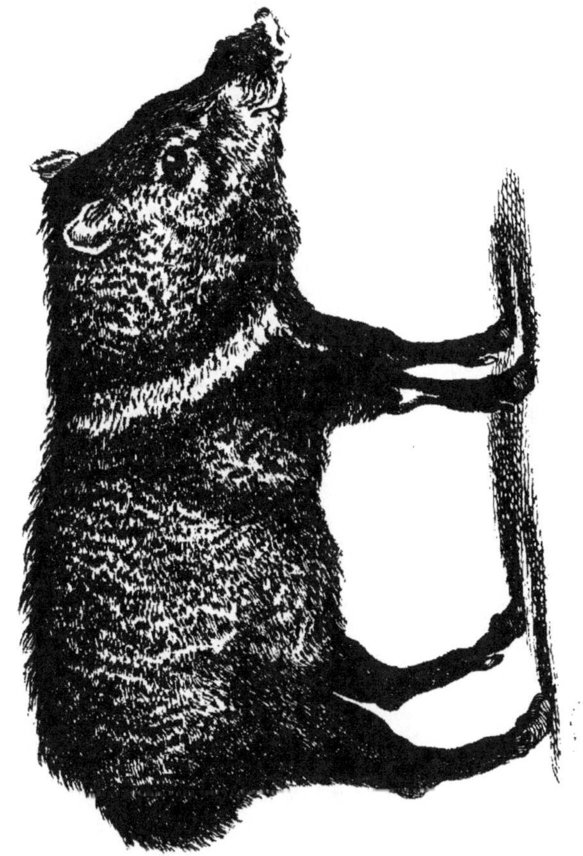

PECCARI.

tête sur la croupe de celui qui le précède à la nage.

Comme le porc musqué est grand ennemi des serpens, il a à son tour des ennemis dangereux dans le jaguar et le couguar, qui en font une grande destruction.

Il y aurait un grand avantage à apprivoiser cet animal dans les contrées chaudes, tant à cause de sa chair savoureuse, que de sa propension à détruire les serpens.

Le sanglier de Guinée (sus porcus) (1).

Le sanglier de Guinée se caractérise par des oreilles très amincies ou pointues, une longue queue chauve et un croupion couvert, sur l'arrière, d'une soie en forme de poil.

Cette race a des jambes courtes, une tête pointue tenant à une nuque basse, des soies minces et luisantes; elle se trouve dans l'état sauvage à la Côte-d'Or et au Bénin. Il paraît que le porc de Siam appartient aussi à cette race; cependant celui-ci se distingue de l'autre par des oreilles plus petites et moins pointues, aussi parce qu'il est noir sur les côtés et presque chauve sous le ventre, et que ses petits sont noirs en naissant. Le porc de Siam a 75 centimètres de longueur, sur 52 centimètres de hauteur; il a la tête courte, et il est très bas des jambes, celles de devant sont plus hautes que celles de derrière. Son lard et sa graisse surpassent en fermeté ceux de nos porcs communs domestiques. Ces qualités nous engagent à en recommander le croisement avec l'autre race.

––––––––––

(1) Il faut mettre en garde les lecteurs au sujet de ce que l'auteur dit de cette espèce et des deux suivantes, le sanglier d'Afrique, et le sanglier d'Ethiopie. Les naturalistes ne sont pas encore assez instruits à cet égard.

Le sanglier d'Afrique (sus Africanus).

Le sanglier d'Afrique se distingue des autres espèces du genre par deux dents tranchantes à la mâchoire antérieure et six à la postérieure, et par six molaires, dont les antérieures sont les plus grosses.

Ce porc est sauvage en Afrique, entre le Cap-Vert et celui de Bonne-Espérance : il a une soie fine et très longue; sa mâchoire antérieure est beaucoup plus longue que la postérieure, son boutoir est pointu; ses oreilles sont petites, munies d'une longue pointe et couvertes d'une longue soie hérissée; sa queue s'étend jusqu'aux jarrets, et à son extrémité il se trouve une houppe de soie. On voit cet animal empaillé dans le musée de Léver, à Londres. Le célèbre *Schreber* nous a aussi donné un dessin de la tête du porc africain, suivant lequel il se trouve, comme chez nos porcs communs, quatre dents incisives et deux surdents incisives à la mâchoire antérieure.

Cet animal, qui n'a été que très peu examiné encore, mériterait bien d'être mieux connu, tant des naturalistes que des économistes; attendu que sa chair est réputée d'une grande délicatesse à Madagascar.

Le sanglier d'Ethiopie (sus Ethiopicus) (1).

Les caractères du sanglier d'Ethiopie consistent dans le défaut de dents incisives, dans une bourse molle qui se

---

(1) Cette espèce paraît être celle du *cochon à masque* de *M. Desmarets. Viborg* en aura parlé d'après de mauvais renseignemens.

61.e esp. COCHON A MASQUE, *sus larvatus.*

Car. essent. Défenses médiocres, anguleuses, et dirigées latéralement; un gros tubercule, un sur chaque joue.

Dimens. Taille du sanglier d'Europe.

Descript. Il a beaucoup de rapport avec le sanglier ordinaire par ses

SANGLIER D'AFRIQUE.

trouve sous les yeux, en forme d'oreillette, et dans un boutoir très large courbé par en bas.

Ce porc vit dans les contrées les plus brûlantes de l'Afrique et à Madagascar : il a, comme nos porcs communs domestiques, une couleur jaunâtre; mais les soies, dont les plus longues se trouvent à la nuque, sont brunes-noires, se tenant en touffes comme les autres soies. La tête est très allongée et présente une physionomie hideuse à cause des yeux élevés et du boutoir large. Il a un corps très fort et des jambes courtes; ses flancs sont en majeure partie chauves. Sa longueur est d'environ 83 centimètres sur 65 centimètres de hauteur. Les relations des voyageurs nous donnent plusieurs renseignemens sur cet animal, qu'elles désignent comme très sauvage et très féroce, comme étant même en état de tuer un cheval au moyen de ses longs crochets. Il se fait des trous sous la terre, il est d'une grande agilité à la course, et prend en fuyant ses petits à la bouche. Il s'accouple, selon *Sparmann*, avec les porcs communs, et il résulte de cette union des métis qui se propagent à leur tour.

En 1765, on en a eu en Hollande un vivant, qui se montrait assez privé; mais il ne voulut pas s'accoupler avec les porcs communs. Il supporte très bien notre climat, et a la surface extérieure du corps très chaude; il mange volontiers l'orge, le sarrasin et les racines de ca-

---

formes générales, et par le nombre et la disposition de ses dents; ses défenses ont surtout la même disposition et la même grosseur; mais il est fort remarquable par la protubérance assez volumineuse qu'on voit de chaque côté de son museau un peu au delà des canines, et qui renferme dans son intérieur un renflement des os de cette partie. M. Cuvier dit que ces tubercules sont semblables, pour l'aspect, à des mamelles de femme.

Patrie. Madagascar, et la partie de l'Afrique qui avoisine cette île.

rottes, mais surtout le pain. Sa chair ressemble à celle de nos porcs communs, et mériterait d'être mieux examinée sous le rapport économique.

Porc commun (sus scrofa).

Notre porc domestique tire son origine du sauvage, ce qui fait que nos naturalistes le comprennent sous la même espèce que le porc commun (1).

Cette espèce se distingue des autres par un dos très fourni de soie à sa partie antérieure, par une queue garnie pareillement de soie, par quatre dents incisives à la mâchoire antérieure et six à la postérieure, et par six molaires à chaque côté, dont les plus grosses saillent par en haut.

Le sanglier, qui est la race sauvage, habite dans les forêts : il supporte la chaleur et le froid, cependant la chaleur dans un degré plus fort que le froid; on le trouve dans les climats chauds, ainsi que dans les tempérés, mais non dans les climats froids, de sorte que, passé le quarante-cinquième degré de latitude septentrionale, il ne se retrouve plus.

Pour ce qui est de la grandeur de cet animal, j'ai eu l'occasion de mesurer un verrat sauvage ou sanglier, auquel j'ai trouvé les proportions suivantes : la hure avait 35 centimètres 2 millimètres de longueur sur 15 centimètres d'épaisseur; sa largeur, en haut, était de 12 centimètres 4 millimètres, et sur les crochets ou défenses de 10 centimètres. La longueur des épaules égalait

---

(1) Quelques naturalistes sont portés à croire que le porc commun ne vient pas du sanglier, mais bien d'une autre espèce. Ils se fondent principalement sur ce que les cochons marrons ou sauvages d'Amérique, qui sont descendus de l'espèce domestique, ne ressemblent point aux sangliers d'Europe.

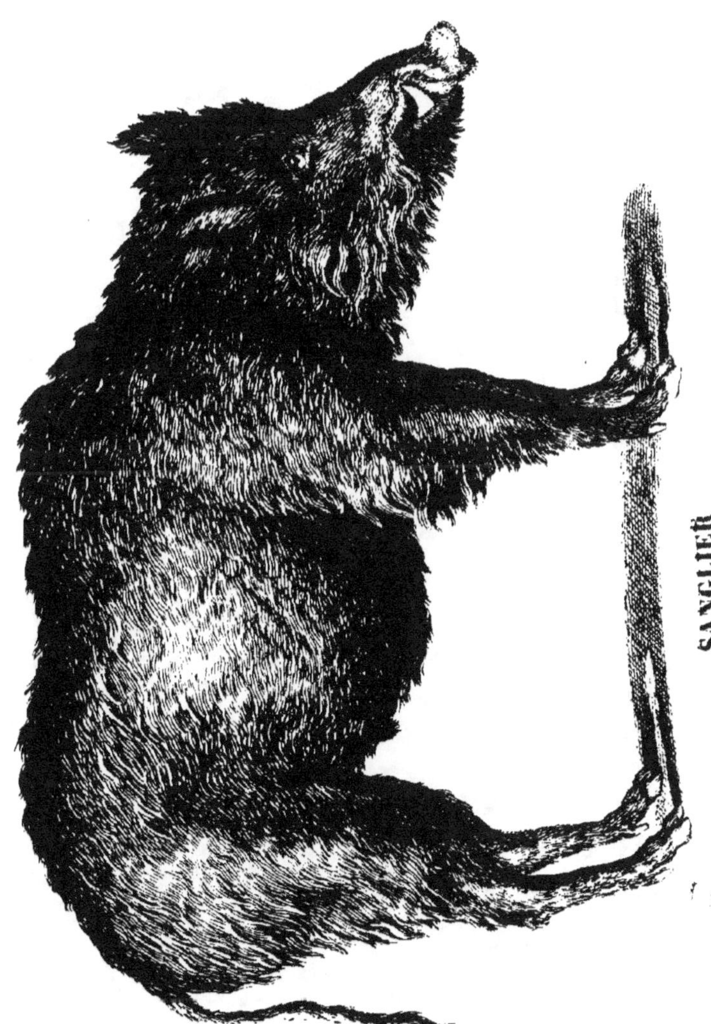

SANGLIER

celle de la hure, ainsi que la profondeur du corps. La hauteur, sur le devant, était de 60 centimètres; vers l'arrière, elle était de 2 centimètres 6 millimètres de moins, et le corps était de 75 centimètres 6 millimètres de longueur. La largeur de la croupe, vers l'avant, était de 15 centimètres, et en arrière, de 2 centimètres 6 millimètres de plus; sa longueur était de 23 centimètres 4 millimètres. La ligne de la hanche jusqu'à la rotule était de la même mesure, ainsi que celle de la rotule aux jarrets, et la distance de ceux-ci aux sabots.

Cet animal ne se trouvait pas en Amérique, lors de la découverte : ce sont les Européens qui l'y ont introduit, de sorte que le porc aujourd'hui sauvage de l'Amérique (porc marron) n'est pas originairement sauvage, mais l'est devenu par circonstances; il donne d'ailleurs une chair aussi savoureuse que nos porcs d'Europe.

Suivant l'auteur des Lois de la distribution de l'Empire romain, *Servillius Rullus* fut le premier qui, durant le consulat du célèbre *Cicéron*, apprit aux Romains à manger les porcs sauvages.

Chez nous, les riches parent leurs tables de sa chair, à laquelle ils mettent un grand prix ; mais nous ne savons pas le manier comme les Romains, qui le prenaient vivant, l'engraissaient, et le portaient à un poids de 500 kilogrammes.

Le sanglier ou porc sauvage, chez nous, est ordinairement de couleur noire, de 1 mètre 20 centimètres de longueur, non compris la tête, sur 1 mètre 50 centimètres de hauteur, et peut acquérir un poids de 100 jusqu'à 300 kilogrammes. Il s'en trouve pourtant, en Russie, vers les bords de l'Oural, quelques uns qui pèsent de 6 jusqu'à 700 kilogrammes.

Les oreilles du porc sauvage sont droites, plus arrondies et plus courtes : la hure est plus longue et

plus forte, le cou plus épais, les doigts plus fourchus ; la soie, mêlée d'une certaine quantité de poil lai-
neux, est plus raide, la queue plus droite, la peau plus
épaisse, et les crochets ou défenses sont plus forts que
chez les porcs domestiques.

Le sanglier se met en rut vers la fin de novembre et au
commencement de décembre ; il manifeste cet état, qui
dure cinq semaines environ, en courant çà et là avec une
bouche baveuse. Plusieurs mâles se disputent pour courir
après la laie (femelle sauvage), et c'est le plus fort qui
l'emporte pour la propagation. La saillie dure quelques
minutes ; le calme et l'abattement du mâle annoncent
l'achèvement de l'action.

La gestation est de quatre mois ; la laie, vers l'époque
de sa délivrance, cherche la solitude et se prépare une
espèce de lit, au milieu duquel elle met bas ses petits ;
elle dévore l'arrière-faix et quelquefois une partie de sa
progéniture. Les petits, au nombre de quatre à six, sont
ordinairement d'un brun clair, interrompu par des bandes
d'un brun noir, ou d'un noir mêlé de blanc. Ces bandes
se perdent au bout de quelques mois ; leur couleur devient
généralement plus foncée et se change finalement en noire.
Les porcs sauvages vivent en hordes qui sont composées
des mères, des petits et de jeunes porcs de deux à deux
ans et demi. Les verrats qui ont cinq ans passés quittent
les troupeaux et vivent isolés dans les forêts.

Le porc sauvage a, de même que le porc domestique,
un odorat fin ; aussi se sert-on de ces derniers comme des
chiens pour chercher les truffes. Son ouïe, ainsi que sa
vue, sont également d'une grande finesse ; mais comme la
position de ses yeux l'empêche de regarder en arrière, il
court lorsqu'on le chasse, tantôt d'un côté, tantôt de
l'autre, mais jamais en droite ligne, aussi tourne-t-il sa
tête vers ses ennemis.

La sensibilité à la superficie du corps est faible, surtout s'il est gras. Il y a des exemples que des rats et des souris ont creusé son lard, sans que l'animal l'ait senti. Il redoute plus les coups de fouet que les coups de bâton. Le sanglier, ainsi que sa femelle, résistent vaillamment à l'attaque de leurs ennemis au moyen de leurs défenses, et rendent dans l'action un son mugissant et grondant qui provoque tout le troupeau au combat. Cet animal peut, néanmoins, être rendu doux et docile au point de suivre l'homme et de se laisser manier comme un chien.

A l'aspect des tempêtes et des orages, il se montre inquiet, crie, court avec de la paille à la gueule pour se préparer un gîte et être à l'abri de l'orage qui menace, et afin de pouvoir voluptueusement dormir au vent.

Quand son repas est savoureux, il le fait avec grande avidité, et dès qu'il est saturé, il cherche le repos pour faire sa digestion. Le porc dort beaucoup, ce qui a fait dire à l'immortel *Linnée*, en parlant de cet animal, qu'il rivalise avec les gens oisifs pour dormir jusqu'à midi. Il exprime sa faim et ses besoins par des cris, et sa satisfaction par un léger grognement.

Dans les grandes chaleurs, le porc cherche une mare ou marécage pour se rafraîchir; mais on se trompe lorsqu'on en conclut qu'il se plaît dans les ordures, et qu'on lui destine, en conséquence, des habitations humides et malsaines. Le porc sauvage nous montre assez le contraire par la propreté qui règne dans les habitations communes qu'il se creuse, et qui sont connues sous le nom de bauges.

On répute mal à propos le porc un animal stupide. Son instinct naturel se fait remarquer aussi bien que celui des autres animaux. On a vu des porcs ouvrir des portes pour attraper des alimens savoureux, et d'autres tirer la brochette d'une barrique pour boire de la bière.

2.

On tient la transpiration du porc pour venimeuse aux écrevisses et aux serpens ; par contre, les Maroquins prétendent qu'elle est avantageuse aux chevaux , et ils tiennent à cet effet les porcs avec ces animaux , tout comme chez nous on tient dans certaines localités des boucs dans les écuries. L'expérience a montré à l'auteur de ce mémoire que l'exhalaison du porc n'est point venimeuse pour les écrevisses , puisqu'elles peuvent vivre étant exposées à son action aussi long-temps qu'à l'air atmosphérique. Il est très probable que tous ces dictons sont autant de préjugés sans fondement.

PORCS DOMESTIQUES.

Le porc domestique offre différentes sortes de variétés parmi lesquelles certaines méritent plus particulièrement l'attention des économes. Quelques uns prennent une taille d'une grandeur extraordinaire, donnent beaucoup de lard et de graisse ; de ce nombre sont le gros porc anglais, le normand, le danois et l'allemand. D'autres sont très petits et très féconds, comme le porc chinois et le porc noir à jambes courtes. Certains enfin forment une espèce moyenne, comme le porc noir bigarré et celui de Mongolitz.

De toutes les variétés , il faut préférer celles qui donnent le plus grand produit en lard et graisse, dans le temps le plus court et avec le moins de fourrage. Sous ce rapport, il paraît que le porc noir à jambes courtes l'emporte sur tous les autres.

Porc de la grande race anglaise.

La grande race anglaise de porcs se caractérise par des oreilles longues pendantes , un corps très allongé, les côtes

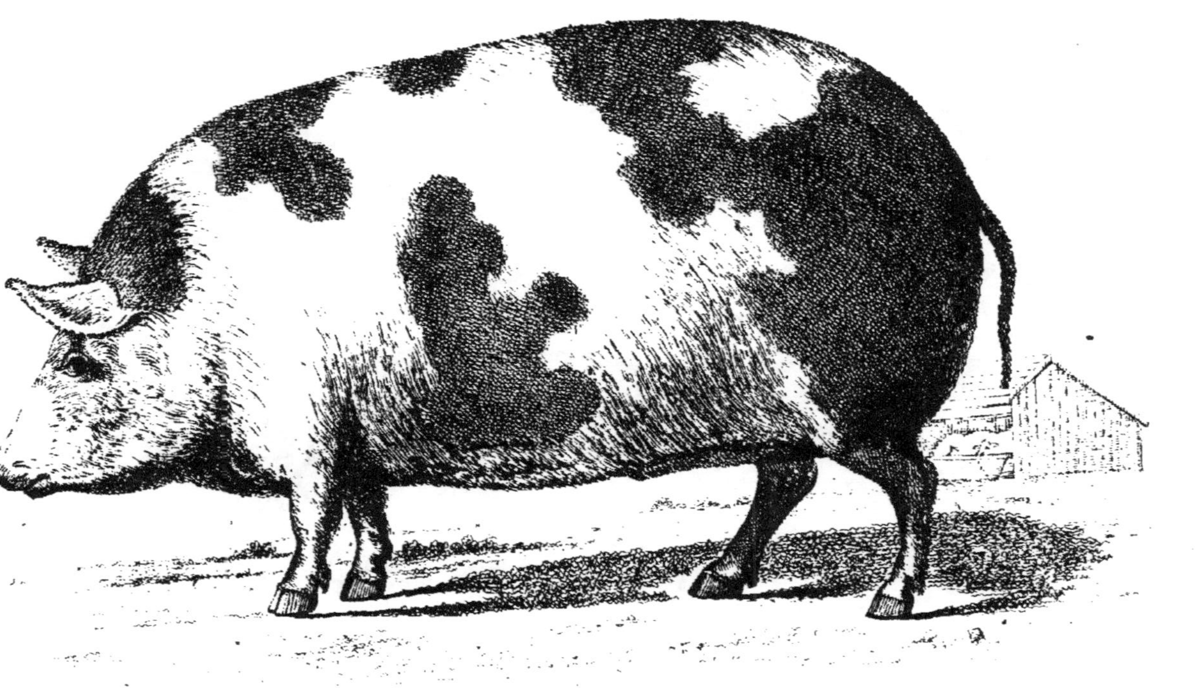

RACE ANGLOISE (BERKSHIRE)

larges et une teinte gris blanc ou jaune blanc rarement bigarrée.

On a tué en Angleterre un porc de cette race, âgé de deux ans et demi, de la hauteur de 1 mètre 10 centimètres 8 millimètres, sur une même longueur et une même circonférence du corps ; il pesait 401 kilogrammes, dont 21 kilogrammes et demi pour la tête. On en a eu en Angleterre de plus grands et de plus pesans encore ; un porc de 1 mètre 20 centimètres de hauteur atteignit un poids de 637 kilogrammes et demi. A Paris, on a aussi fait voir de gros porcs de cette race, provenant de la Normandie, qui le cédaient peu aux autres. A Louis-bourg, en Allemagne, on a tué un porc de la grande race en question qui pesait 442 kilogrammes, et à Berlin, un autre pesant 500 kilogrammes. C'est dommage qu'on n'ait pas ajouté combien de fourrage ces animaux avaient consommé.

Race anglaise de M. Kortright.

Le porc de *Kortright*, d'Angleterre, se distingue des autres races de porcs par une hure courte et pointue, un museau faiblement implanté, une nuque bien garnie de soies ; par des oreilles petites, courtes et dressées, un cou épais et très saillant par en bas, un corps allongé, des jambes courtes ; par une croupe longue, large et arrondie, et des jambons larges.

Le porc de *Kortright* est de petite stature, mais il fournit à la table des grands une chair délicate et sapide ; c'est à cause de cela qu'en Angleterre cette race est appelée *porcs de nobles*. Ce porc a beaucoup de conformité avec les porcs de Siam et de Sainte-Hélène, si ce n'est qu'il est blanc et qu'il a une plus belle structure que ceux-ci. Il a été produit par les soins de M. *Kortright* à faire croiser le porc chinois et le porc devenu sauvage dans l'Amérique septentrionale.

J'ai trouvé aux verrats de cette race les proportions ci-après : la tête avait 18 centimètres 2 millimètres de longueur, et 7 centimètres 8 millimètres d'épaisseur au dessus des défenses; les oreilles avaient 7 centimètres 4 millimètres de longueur et 4 centimètres 1 millimètre de largeur; l'épaisseur du cou était, du haut en bas, de 31 centimètres 2 millimètres. La longueur du corps, depuis l'humérus ou la pointe du coude jusqu'aux fesses, était de 67 centimètres 6 millimètres; sa hauteur était de 52 centimètres par devant, et 2 centimètres 6 millimètres de plus par derrière. La croupe avait une longueur de 24 centimètres 6 millimètres; sa largeur, en devant, était de 23 centimètres 4 millimètres, et, derrière, de 18 centimètres 2 millimètres. Le diamètre du corps, pris du dos jusqu'au nombril, était de 23 centim.

Race anglaise de M. Witt.

Le porc de *Witt* a une hure droite et fine, des oreilles un peu saillantes, de grandeur moyenne, un cou épais rond, garni en haut de soies et saillant par en bas, de larges et fortes épaules, des flancs larges, un dos droit et dépourvu de soies, une croupe longue, large et arrondie; le corps est allongé, les jambes sont courtes et les soies sont d'un blanc luisant.

L'économe anglais *Witt* a produit cette race, qui est d'une qualité excellente, en faisant croiser le porc anglais avec le porc chinois.

Le porc provenant de ce croisement est très fécond, grandit rapidement, s'engraisse facilement, et a surtout les parties importantes pour les bouchers très bien formées. Il est plus grand que le porc de *Kortright,* et rend à la tuerie un plus grand produit.

J'ai mesuré une truie en gestation de cette race ; je lui ai trouvé les dimensions suivantes : la hure avait 31 centimètres 2 millimètres de longueur ; la hauteur du corps était double, tant devant que derrière, et la longueur surpassait la hauteur de 10 centimètres 4 millimètres. La croupe avait la même longueur que la hure ; sa largeur était de 26 centimètres en devant, et de 24 centimètres postérieurement. Les oreilles avaient 18 centimètres 2 millimètres de longueur et 10 centimètres 4 millimètres de largeur.

Porc danois.

En Danemark, il se trouve, en général, deux espèces de porcs, une plus grande dans le Jutland, et une plus petite en Séelande. Le porc du Jutland a le corps allongé et le dos un peu courbé ; il a en même temps de longues jambes, et il est un peu oreillard ; il donne, dans la seconde année, de 100 à 150 kilogrammes de lard. Il s'exporte annuellement du Jutland au delà de dix mille porcs, et 600,000 kilogrammes de lard.

Le porc de Séelande est petit ; il a des oreilles relevées, un corps raccourci et un dos fortement garni de soies. Dans la seconde année de l'engrais, il pèse de 50 à 75 kilogrammes ; plus tard, il peut rendre, comme porc gras, de 80 à 120 kilogrammes de lard.

En Jutland, le porc d'un an se vend de 28 à 40 francs, et, l'été suivant, on l'engraisse avec du petit-lait ; on le tue communément à l'âge de deux ans, et il pèse alors de 100 à 160 kilogrammes. Les verrats châtrés pèsent toujours un peu plus (environ 5 kilogrammes) que les truies coupées. Lorsqu'on veut avoir du jeune lard dans un ménage, si ce porc est bien nourri, il aura déjà pris la graisse à l'âge de neuf mois, et se trouvera aussi gras et aussi pesant que l'est le porc de Séelande à l'âge de deux ou trois ans.

La race des porcs de Danemark n'a, au reste, rien de distingué, et ne mérite d'être nommée ici que parce qu'elle donne lieu à une branche importante de commerce.

Porc chinois.

Le porc chinois a les jambes très courtes et le corps allongé; son ventre touche presque la terre. Il a très peu de soies; la partie postérieure de son dos en est entièrement dépourvue; la queue est très courte.

Les porcs chinois sont tantôt noirs, tantôt gris foncé, quelquefois à bandes noires, rarement blancs. Ils ont des oreilles petites, droites, le cou plus épais et plus gras, et le boutoir plus raccourci que les autres races de porcs; ils sont extrêmement féconds. En Angleterre, on a eu une truie de cette race qui, à sa onzième année, avait produit trois cent cinquante-cinq gorets en vingt portées, dont la plus forte était de vingt-quatre. On en vante beaucoup le lard, par rapport à son goût fin; mais il est des campagnards qui soutiennent que la peau en est plus épaisse, le lard inférieur, et plus mou que chez nos porcs communs; d'autres, cependant, démentent cette expérience. Au rapport de *Linnée*, on a eu en Suède cette race particulière.

Porc noir à jambes courtes.

Le porc noir, à courtes jambes, ressemble beaucoup aux porcs de la Chine et de Siam.

Cette race noire, à jambes courtes, a une tête raccourcie, des mâchoires épaisses, un front rabougri, des plis sur les yeux, un cou épais et fort, un poitrail vigoureux, un dos large et droit, dépourvu de soies, des jambes fortes, un corps rond et allongé, des soies minces et courtes, les flancs presque nus et une queue droite. Les oreilles sont courtes, un peu pointues et presque relevées. Cette race de porcs a moins de propension pour fouger, et elle

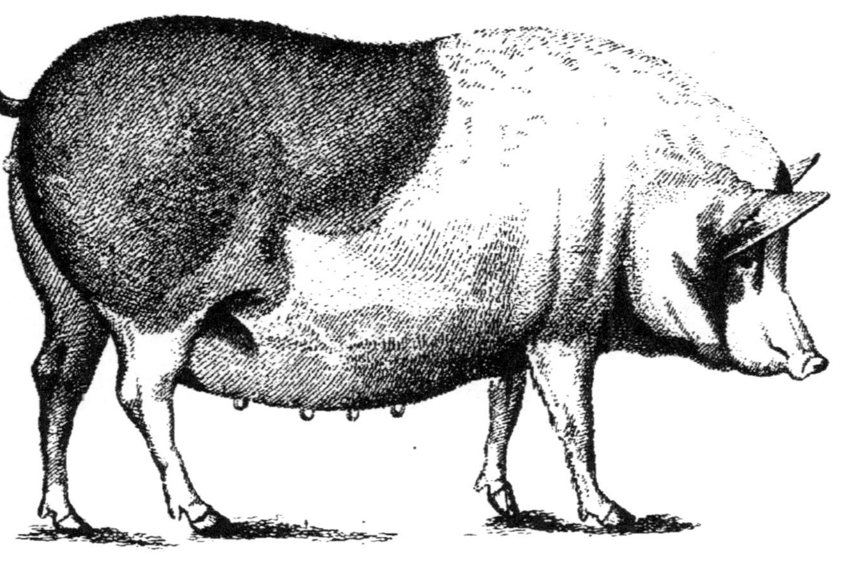

RACE CHINOISE.

est aussi plus domestique que les autres : elle est ordinairement noire ; il s'en trouve pourtant des individus d'une couleur rouge de feu.

On trouve des porcs de cette race en Espagne, en Calabre, en Toscane, en Savoie, en France et dans d'autres pays de l'Europe, comme aussi dans les climats chauds de l'Amérique ; mais la meilleure variété de cette race qui existe se trouve, à ce qu'on prétend, en Portugal.

Bien que ces porcs soient noirs, ils ne le sont plus lorsqu'on les a échaudés : leur lard est extrêmement agréable, et la peau en est très mince.

Au reste, les porcs de cette race sont, à la vérité, petits ; mais ils coûtent moins à entretenir que les gros, attendu qu'à proportion il leur faut moins de nourriture pour prendre la graisse : leur lard est très charnu, et ils pèsent déjà au delà de 100 kilogrammes, comme porcs d'engrais d'un an.

Porc turc ou de Mongolitz.

On appelle ainsi une race de porcs qui viennent de la Croatie et des provinces voisines de Vienne. Ils se distinguent par des oreilles courtes, redressées et pointues, par une hure raccourcie et mince, par des jambes courtes et fines, qui portent un corps dont la longueur excède de peu la hauteur, et par des soies minces et frisées, d'une couleur grise ou gris foncé, rarement noire, et plus rarement encore rouge brun. Les porcs de lait sont gris blanc ou rouge brun avec des bandes noires le long de la partie dorsale des côtes.

Le porc de Mongolitz est d'une structure très avantageuse, et sa chair est délicieuse. A nourriture égale, il s'engraisse en moitié moins de temps que notre porc commun, et il atteint un poids de 150 à 200 kilogrammes.

Le porc de Mongolitz est indigène dans la Turquie

européenne, d'où il en vient des troupes nombreuses, qui sont conduites en Hongrie, où on le connaît, à cause de cela, sous le nom de porc turc. Il s'en consomme aussi annuellement plusieurs centaines à Vienne, et on en conduit même de là jusqu'en Bavière, où leurs jambons sont très estimés.

D'après les renseignemens qu'on a sur le sanglier qui se trouve en Bosnie (*S. Hacquet, Voyages phys. polit.*, I, 35), on croirait que le porc de Mongolitz en est la tige. Cette race est encore peu connue, et mériterait, à cause de ses qualités avantageuses, une plus grande attention que celle qu'on lui a accordée jusqu'aujourd'hui.

Porc-pie.

Les porcs *de couleur pie* se retrouvent dans différentes races, et par suite on en a fait des races distinctes constantes, en les accouplant avec soin entre eux : c'est un produit de la domesticité, sans aucun doute. Cette couleur indique, en général, une peau mince, de petits os, de la facilité à l'engrais, par conséquent les qualités les plus recherchées dans ces animaux : c'est pour cela qu'elles sont très répandues en Angleterre.

DE LA DENTITION DU PORC ET DE LA CONNAISSANCE DE SON AGE.

L'âge du porc peut se déterminer par la dentition (1).

---

(1) On a vu, par les caractères assignés par *M. Desmarets* au genre *cochon*, que ce genre se distingue par 14 molaires à chaque mâchoire, par 2 crochets ou défenses à chaque mâchoire, par 6 incisives à la mâchoire inférieure et par 4 ou 6 incisives à la mâchoire supérieure.

Il ne faut pas oublier que *M. Viborg* appelle surdents molaires chacune des dents de la mâchoire postérieure situées immédiatement après les crochets, et qu'il appelle surdents incisives à la mâchoire antérieure, malgré leur position, chacune des dents correspondantes à celles-ci, et situées par conséquent aussi après les crochets. Cela bien entendu, on comprendra l'âge du cochon d'après la dentition, selon *Viborg*.

Les gorets naissent avec les deux coins ou dents incisives latérales de la mâchoire postérieure ; avec deux surdents incisives (*les deux premières molaires*), à la mâchoire antérieure ; quatre défenses ou crochets et huit dents mâchelières, dont quatre à la mâchoire antérieure (outre les deux premières appelées surdents incisives) et quatre à la postérieure.

Le goret, à l'âge de trois mois, a quatre dents incisives à la mâchoire antérieure ; six dents incisives à la mâchoire postérieure, dont les deux qui, les premières, ont fait éruption sont usées, plus pointues et plus courtes que les autres quatre ; les dents molaires sont aussi alors augmentées de quatre, savoir une de chaque côté des deux mâchoires, de manière qu'à cet âge il existe douze dents mâchelières.

A l'âge de six mois, le goret change ses coins à la mâchoire postérieure et a quatre surdents mâchelières, deux à la mâchoire antérieure et deux à la postérieure, dont celles de la dernière sont à quelque distance des dents mâchelières ; celles-ci sont aussi augmentées par une dent mâchelière de chaque côté des deux mâchoires, ce qui fait proprement la quatrième dent mâchelière, et la cinquième en y comprenant les surdents mâchelières.

Chez le goret âgé de neuf mois, les coins se trouvent poussés avec les pointes obtuses sur la gencive, et les défenses laitières très courtes sont ébranlées et prêtes à tomber.

Le porc, à l'âge d'un an, a remplacé ses défenses et les surdents incisives de la mâchoire antérieure, et il a acquis la cinquième dent mâchelière.

A l'âge de deux ans, il change ses pinces tant à la mâchoire antérieure qu'à la postérieure, ainsi que les trois premières dents mâchelières.

Quand il a atteint l'âge de trois ans, les défenses se

trouvent hors des lèvres et se courbent en arrière; les premières dents incisives moyennes de la mâchoire postérieure sont remplacées par de nouvelles, ainsi que les coins de la mâchoire antérieure : la sixième dent mâchelière, qui porte le caractère d'une triple couronne, pousse en avant.

On reconnaît la gradation de l'âge du porc, après la troisième année, par la grandeur des défenses, qui annuellement s'allongent et épaississent, en sorte qu'elles deviennent de plus en plus saillantes et usées sur les faces par le frottement mutuel; d'un autre côté, les surdents incisives et les surdents mâchelières se détachent et tombent, ce qui a lieu plutôt chez les verrats que chez les truies.

Il résulte de ce mode de dentition que le jeune porc n'a pas encore atteint son troisième mois, s'il n'a pas eu toutes ses dents incisives laitières; et qu'il est âgé de six mois, s'il a les surdents mâchelières de lait, si les surdents incisives de lait et les défenses laitières de la mâchoire antérieure, de même que les défenses de la mâchoire postérieure ou les prétendues dents de loup, sont pourvues de cercles noirs sous leurs pointes.

Si le porc a changé ses défenses, c'est une preuve qu'il a atteint l'âge d'un an; s'il a deux pinces larges d'une hauteur égale aux dents du milieu, alors il a deux ans; et si les coins de la mâchoire antérieure et les dents incisives du milieu de la mâchoire postérieure sont remplacés, il est âgé de trois ans.

Les dents nommées surdents incisives laitières (1) sont rondes et pointues, et leur pointe est tournée en arrière,

---

(1) On appelle *dents laitières* celles qui doivent changer; elles se distinguent de celles qui les remplacent, appelées *dents cochonnières*, eu ce qu'elles sont plus courtes, plus étroites et plus pointues.

de manière que le vide entre elles et les défenses de lait de la mâchoire antérieure devient trop petit pour permettre aux défenses de lait de la mâchoire postérieure de se mouvoir à l'aise lorsque l'animal mange ; aussi les enlève-t-on.

Les surdents incisives et les surdents mâchelières de la mâchoire postérieure se ressemblent pour la structure, et ont une couronne en forme de lis, dont l'entaille la plus antérieure est la plus faible (1).

---

(1) Suivant les naturalistes qui n'admettent point l'idée de *Viborg* de considérer la dent située après chacun des crochets de la mâchoire antérieure comme une dent incisive, mais bien comme une dent molaire, l'âge du cochon pourrait alors, suivant *Viborg*, se reconnaître aux dents de la manière suivante :

A la naissance.

1°. A la mâchoire antérieure :
Point d'incisives,
2 crochets ou défenses,
6 molaires, dont 2 premières caduques.

2°. A la mâchoire postérieure :
2 coins incisifs, ou chacune des dents les plus latérales incisives ;
2 crochets ou défenses,
4 molaires.

A trois mois.

3°. A la mâchoire antérieure :
4 dents incisives,
2 crochets,
8 molaires.

4°. A la mâchoire postérieure :
6 dents incisives, dont les coins plus courts, plus usés ;
2 crochets,
6 molaires.

A six mois.

5°. A la mâchoire antérieure :
6 incisives (quoique *Viborg* ne le dise pas, il est probable qu'il y a aussi alors 6 incisives),
2 crochets,
10 molaires.

6°. A la mâchoire postérieure :
Les deux coins incisifs tombent et changent, et il y a 4 ou 6 incisives, suivant que les coins sont ou non repoussés ;
2 crochets,
10 molaires, parce que les surdents molaires de *Viborg* sont apparues.

A neuf mois.

7°. A la mâchoire antérieure :
6 incisives,
2 crochets de lait usés, prêts à tomber ;
10 molaires.

8°. A la mâchoire postérieure :
4 ou 6 incisives, dont les coins d'adulte ;
2 crochets de lait usés, prêts à tomber ;
10 molaires.

CONSIDÉRATIONS ANATOMIQUES SUR LE PORC.

Le porc se distingue par son organisation tant intérieure qu'extérieure.

Les poils sont raides, cornés, fourchus à la pointe : les plus longs, qui se trouvent à la nuque et le long du dos, s'appellent soies ; celles-ci sont isolées et souvent mêlées de soies plus fines.

La peau est percée, à sa surface, de plusieurs petites ca-

A un an.

9°. A la mâchoire antérieure :
  6 incisives,
  2 crochets d'adulte,
  12 molaires, dont les deux premières ont été remplacées par des molaires d'adulte.
10°. A la mâchoire postérieure :
  6 incisives, dont les coins d'adulte ;
  2 crochets d'adulte,
  12 molaires.

A deux ans.

Les incisives du milieu ou les 4 dents du milieu de la mâchoire antérieure tombent, et sont remplacées par des dents d'adulte.

Les 3 premières dents molaires tombent, et sont remplacées.

A trois ans.

Les crochets ou défenses sortent des lèvres et se courbent en arrière. Les pinces de la mâchoire postérieure sont remplacées ; les dernières molaires de chaque mâchoire poussent. Il y a donc 14 molaires à chaque mâchoire.

Plus tard.

Les premières molaires supplémentaires tombent, et il ne reste plus que 12 molaires.

(Ces données nous paraissent incomplètes, et méritent d'être complétées et confirmées.)

Dans son ouvrage sur l'âge du cheval, *M. Girard* a ajouté des considérations sur la dentition du porc, confirmatives de celles d'*Erik Viborg*. Il résume ainsi ce qui a rapport à la connaissance de l'âge par la dentition.

Age de six à dix mois. Chute et remplacement des coins de lait. Le changement des coins d'en haut précède de deux à trois mois celui des coins inférieurs. Les coins de lait font place à ceux d'adulte.

Age de vingt mois à deux ans. Remplacement des pinces caduques dans les deux mâchoires. Formation d'un cercle noir à la base des crocs.

Age de deux ans et demi à trois ans. Eruption des mitoyennes d'adulte, tant supérieures qu'inférieures. Les pinces sont noirâtres, chagrinées, et un peu usées par le bout.

vités, dans lesquelles les soies sont enchâssées; elle est recouverte par l'épiderme, auquel est appliquée la tunique muqueuse qui colore la peau. Sous la peau se trouve la tunique adipeuse, laquelle est susceptible d'acquérir chez les porcs gras jusqu'à 12 centimètres et plus d'épaisseur.

Aucun animal domestique n'a une tête si allongée et si pointue, des apophyses styloïdes si longues à l'os occipital, un cou si raccourci à proportion de la tête, et une nuque si haute que le porc; cette structure lui donne une force particulière pour fouger, à quoi aussi contribue l'os du groin qui est propre à cet animal.

Bien que l'épine dorsale du porc ne contienne que quatorze vertèbres, et conséquemment autant de côtes, son corps n'en est pas moins très allongé, à cause des six vertèbres lombaires. Sa croupe est étroite et plate, attendu que le bassin est allongé et que l'os sacrum n'a point d'apophyses épineuses.

Le sternum est formé de six pièces plates, dont la plus avancée se termine en pointe.

Le porc offre une grande différence d'avec les autres quadrupèdes dans la structure des os des jambes. L'omoplate se distingue par la tubérosité courbée en arrière de l'épine de cet os. L'olécrâne et l'épine du tibia sont parfaits, c'est à dire qu'ils vont jusqu'à la jointure, qui est en dessous, comme chez l'homme; et tous les os au dessous des genoux et des jarrets, lesquels sont plus bas que chez nos autres animaux munis de sabots et d'ongles, sont quadruples, en sorte que le porc a quatre ongles parfaits.

La langue est lisse, pointue et munie à la superficie, vers le fond, de petites glandes salivaires.

La glotte est très grande, parce que les cartilages aryténoïdes sont très petits et que le cartilage thyroïde est gros.

Le poumon droit est divisé en trois, et le gauche en deux lobes; le cœur est plus obtus que chez les autres animaux domestiques, et tourné davantage vers le diaphragme.

L'estomac présente trois cavités à la grande courbure, et se trouve tapissé intérieurement, à sa partie gauche, par la membrane interne de l'œsophage, de même que chez les chevaux et les rats.

La rate est très longue, étroite et d'une couleur brun noir; elle pèse de 20 à 25 décagrammes.

Le foie est divisé, du côté droit, en trois gros lobes, et en deux lobes accessoires plus petits; du côté gauche, il ne forme qu'un lobe. Sa couleur est rouge brun, et il pèse de 10 à 15 hectogrammes.

Les intestins grêles sont, dans toute leur longueur, d'un diamètre à peu près égal, et leurs parois ont une épaisseur qui tient le milieu entre l'épaisseur des intestins des animaux herbivores et de ceux des carnivores.

Le cœcum est court, obtus, et n'a aucune place fixe.

Le colon fait six plis comme chez les bêtes à cornes.

Les parties génitales du verrat se distinguent par la grosseur de l'anneau inguinal, la position oblique des testicules, et par la verge sans os, pointue, recourbée à l'extrémité, munie d'un corps spongieux et recouverte par les tégumens prolongés en un prépuce volumineux.

Le porc a les glandes de Cowper très grandes; elles sont remplies d'une liqueur semblable à la glu. Les vésicules séminales sont aussi d'une grosseur considérable, et leur structure en forme de glands annonce que ce sont des corps sécrétoires.

Le clitoris de la truie est très petit, ce qui a fait croire que cet animal en était entièrement dépourvu.

Les cornes de l'utérus ou de la portière sont très longues et munies d'ovaires formés de petites vésicules. On compte de cinq à sept mamelons de chaque côté : chaque fœtus a son chorion et son amnios. La première de ces membranes est fortement attachée à toute la partie intérieure de la portière dans toute sa circonférence, et n'a point de placenta en forme de cercle, comme chez les fœtus des chiens et des chats.

Les soies avec lesquelles les gorets naissent sont fines, souples et d'une autre couleur que celles des vieux porcs.

La membrane sous-épidermique colorée est si fine chez certaines races de porcs, qu'elle se détruit en l'échaudant, ce qui a lieu particulièrement chez les porcs noirs portugais, espagnols et d'autres races de cette couleur ; de manière que leur couleur noire disparait par cette opération.

Le porc dépose sa plus forte graisse sous la peau ; il ne s'en trouve que très peu entre les muscles : ceux-ci sont plus remplis chez le porc sauvage que chez les porcs domestiques.

Le porc ne sue pas facilement ; sa peau n'en est pas moins fortement exhalante et absorbante : aussi a-t-il grand besoin de se rafraichir dans l'eau.

Les porcs à boutoir large et raccourci et à nuque basse fougent moins que ceux d'une physionomie opposée, tels que le porc noir à courtes jambes.

La longueur du canal intestinal est de 15 à 18 mètres ; savoir, les intestins grêles, de 10 à 13 mètres ; le colon et le rectum, de 3 à 4 ; et le cœcum, seulement de 10 à 15 centimètres de longueur. Les rognons sont enveloppés par le péritoine, et la graisse qui s'y dépose s'appelle le saindoux.

Les testicules du verrat sont beaucoup plus gros à proportion que ceux des autres animaux domestiques, et sont plongés, à la naissance, dans les bourses ou *scrotum*. Les gorets courent grand risque d'une hernie testiculaire, à cause de la grandeur de l'anneau du ventre, et on les appelle alors gorets à bourse.

Le vagin fait le double du corps de l'utérus en longueur, mais l'une et l'autre longueur ne font que la moitié de celle des cornes. L'ovaire est placé sur l'iliaque, vers la superficie intérieure de la hanche.

Chaque goret a son arrière-faix. Son allantoïde perce le chorion aux deux bouts.

DEUXIEME SECTION.

DE L'ÉDUCATION DES PORCS.

Des signes caractéristiques d'un bon porc.

Le porc, comme animal domestique, est réputé bien conformé quand la hure est courte et tronquée; quand les yeux sont clairs et vifs, les oreilles longues, touffues et pendantes, le cou épais, l'épaule ainsi que le dos et le croupion larges et droits, le corps allongé, les flancs larges, le ventre pendant, les jambes courtes et bien orientées, et la queue longue et frisée. Les mamelons doivent être au nombre de dix à quatorze, attendu que le plus grand nombre annonce une plus grande fécondité (1).

---

(1) Long-temps, les signes d'un bon porc ont été aussi variables que les localités: maintenant on est à peu près d'accord sur les qualités suivantes :

Tête petite; groin fin, pointu; cou épais; dos en ligne droite du sommet de l'épaule au sommet de la croupe, large, aplati; corps arrondi, ample, peu élevé sur jambes; épaules très fortes, saillantes sur le corps; jambes courtes et fines; oreilles petites; peau fine.

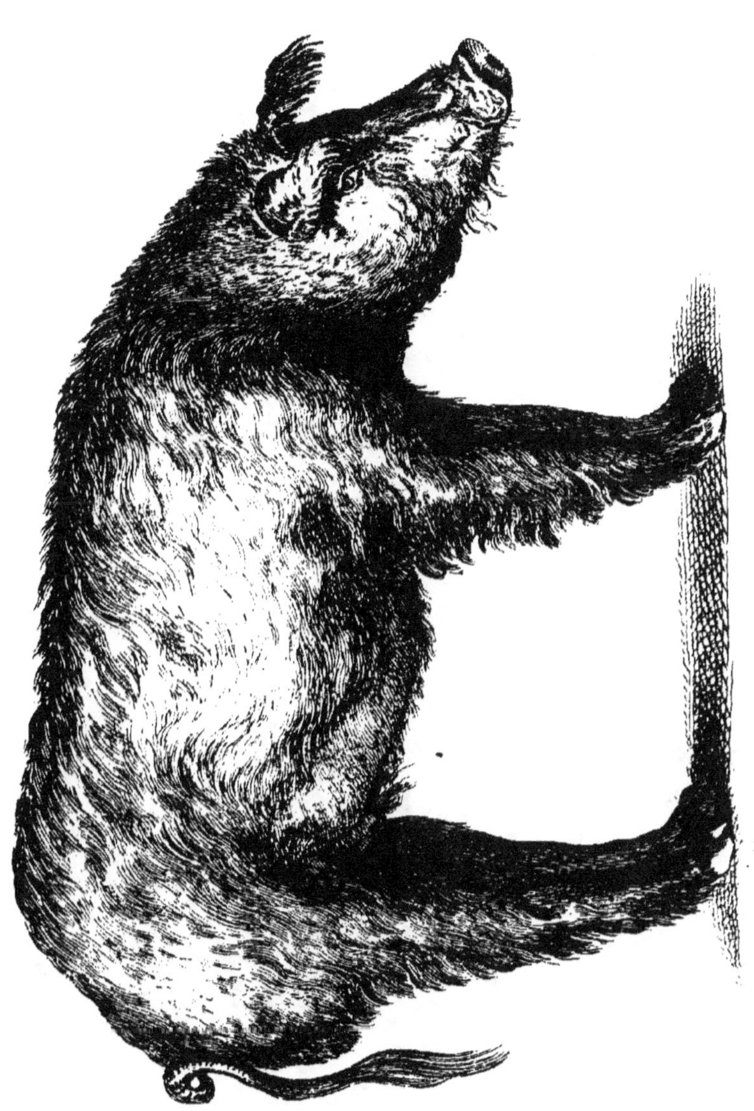

La majeure partie des économes regarde comme une perfection quand la hure est longue et le boutoir large, parce qu'il en résulte que le porc fouge mieux, et qu'il lui devient plus facile de trouver sa nourriture. Cela est vrai dans les endroits où on élève les porcs à la glandée, et où on leur laisse la faculté de chercher leur nourriture.

On prétend que des oreilles longues, pendantes et un cou épais dans les gorets, sont des marques qui annoncent qu'ils deviendront de beaux porcs, et d'une bonne réussite. Le porc est, pour l'ordinaire, un peu plus haut derrière que devant, attendu que, le plus souvent, la croupe va en pente ; mais il est important que celle-ci soit droite, parce que cela rend les jambons plus pesans. Un dos rond et des jambes portant un peu en dehors annoncent de l'abâtardissement et une mauvaise race. Deux corps en forme de cloches, qu'on trouve sous le cou, et qu'on appelle *tettes,* annoncent, au contraire, à ce qu'on prétend, une bonne race.

Les porcs noirs et les tachetés de noir sont réputés les plus favorables ; d'autres, au contraire, donnent la préférence aux porcs blancs. Les rouges et les rouges bigarrés sont sujets, à ce qu'on dit, à la ladrerie ; mais toutes les races de porcs domestiques sont assujetties à cette maladie. Il est plus important de s'attacher à la structure qu'à la couleur.

Le prompt accroissement, autre signe de la bonté d'une race de porcs.

Pour juger de la bonté des races de porcs, il ne faut pas seulement s'arrêter à la forme extérieure, il convient aussi d'avoir égard à la croissance et à l'engraissement rapides, puisque cela donne une plus grande valeur au porc.

Il se trouve des races qui, à la première année, sont aussi grosses que d'autres à la seconde. Il est des porcs qui demandent peu, d'autres, au contraire, qui exigent beaucoup de nourriture, pour parvenir à un même état d'embonpoint; tout comme quelques uns prennent plus tôt la graisse que d'autres. Il ne faut jamais s'arrêter à la grosseur seule; car un gros porc dévore parfois autant que deux petits, sans donner un plus grand produit que ceux-ci.

De l'accouplement du porc.

A l'âge de dix semaines, le porc est déjà en état de se propager; mais il ne donne, après un accouplement si précoce, qu'une progéniture chétive : il faut, au moins, le laisser parvenir à l'âge de neuf mois, et il vaut encore mieux, ainsi qu'on le pratique dans quelques endroits, ne laisser courir la truie avec le verrat qu'à l'âge d'un an révolu.

Il est des pays où l'on tue les porcs ordinairement dans la seconde année, et le verrat de huit mois s'accouple avec la truie du même âge. On laisse rarement vieillir davantage le verrat, attendu que, parvenant à avoir deux ans, il commence déjà à devenir féroce. La truie, à sa troisième année, devient aussi, à ce qu'on prétend, plus intraitable, ne se laisse pas si facilement manier, et prend des vices; ce qui fait qu'on ne conserve pas volontiers les truies fécondes âgées de trois ans. En Allemagne et en Angleterre, où l'on a porté l'éducation des porcs à une certaine perfection, on ne permet ordinairement à ces animaux de s'accoupler qu'à la seconde année, et l'on ne s'en sert pour l'accouplement, soit verrat, soit truie, que jusqu'à cinq ans. Cependant il arrive parfois qu'ils deviennent féroces et annoncent des vices; mais alors on leur ôte leurs défenses.

De la gestation de la truie.

La truie porte son fruit de seize à dix-huit semaines, ce qui fait que dans une année elle produit deux fois. Dès l'âge de six mois, et même de quatre, elle manifeste déjà des signes de chaleur; et cette passion, si elle n'est pas satisfaite, revient après trois semaines. Pour avoir des gorets précoces au mois de mars, l'on fait ordinairement communiquer la truie avec le verrat au mois d'octobre; on les laisse courir encore une fois ensemble dans la même année, d'où il résulte une seconde ventrée de gorets à l'arrière-saison.

La truie d'un an porte sa ventrée ordinairement seize semaines et trois jours; la gestation de celle de deux ans est de trois jours de plus; celles qui sont plus âgées passent d'ailleurs rarement les dix-huit semaines, cependant la race et d'autres circonstances peuvent influer sur une plus courte ou plus longue gestation (1).

La truie annonce son rut par une bouche baveuse et écumante, par l'action de monter sur d'autres porcs, et par une pretantaine indéterminée; de plus, les lèvres de la vulve sont enflées et rouges. On la laisse attendre un jour dans cette situation avant de la conduire au verrat.

Le laboureur aime que la truie mette bas au mois de mars, afin de pouvoir la tuer à Noël de l'année ou la vendre dès le printemps. Lorsque c'est une bonne race, les gorets sont déjà assez grands à l'automne pour pouvoir être tués; s'ils naissent plus tard, ils se trouvent encore trop petits à cette époque.

---

(1) D'après les observations de M. *Tessier*, la truie peut cochonner cent neuf ou cent vingt-trois jours après la monte; mais la plupart des truies ont le terme de leur gestation du cent seizième au cent vingtième jour.

Les élèves du mois de mars peuvent être d'ailleurs sevrés commodément à l'époque où le paysan est pourvu de lait ; alors aussi ils ont la grandeur requise pour profiter de l'herbe des champs et de la verdure que le printemps offre. On cherche à avoir des gorets d'automne dans les endroits où l'on veut les nourrir du déchet de l'aire, et pour avoir, en été, des porcs qu'on peut engraisser de lait acidule.

Du régime du verrat.

On tient le verrat seul ou parmi les verrats châtrés ; on le nourrit, au temps du rut, d'avoine ou d'un autre aliment qui le rende agile et enjoué ; on lui donne, à cet effet, surtout à cette époque, un gîte ou logement clair et chaud.

On compte, en général, douze truies pour un verrat, quand il commence à les courir ; mais si on le tient seul, il peut saillir quatre truies par jour, et par conséquent faire le service d'un plus grand nombre. L'accouplement se fait avec lenteur. Le verrat saillit bien la truie avec la bouche animée ; mais il s'écoule trois à quatre minutes au moment du coït avant que la semence se répande. Cela se reconnaît à l'interruption soudaine des mouvemens du verrat, et à l'espéce d'étourdissement qu'il éprouve en ce moment.

Du régime des truies portières.

Il faut bien remarquer quand le verrat a couru avec la truie, afin de savoir avec certitude l'époque à laquelle celle-ci devra mettre bas, attendu qu'elle exige beaucoup d'attention vers cette époque. Il faut enfermer la truie prête à mettre bas dans un lieu spacieux, où elle puisse être seule et trouver de la paille pour se faire un gîte. La truie a de longues douleurs, et elle les annonce par un mugissement ou par une espèce de regard sauvage. Il faut bien faire attention au moment qu'elle met bas, pour saisir l'instant où l'arrière-faix paraît, afin de le lui enlever; autrement la truie le mange, et souvent alors mange en même temps plusieurs de ses petits, sinon tous, ce qu'il est du plus haut intérêt d'empêcher.

Quand la truie a cochonné, il faut lui fournir fréquemment une nourriture saine et succulente, et il vaut mieux qu'elle soit chaude; dans les premiers jours, cependant, il ne faut lui en donner qu'avec ménagement; autrement, les petits contractent la diarrhée ou d'autres maladies et meurent.

Le logement dans lequel la truie doit cochonner doit être spacieux, propre et pourvu de pailles courtes. Elle s'en fait une espèce de litière, en concentrant la paille dans un cercle, au milieu duquel elle se blottit également au moment des douleurs. La délivrance s'annonce par le déchirement de l'amnios dans le vagin. Dès lors, on voit le goret entièrement à découvert; il déchire le cordon ombilical, demeure quelques instans tranquille, commence ensuite à marcher et cherche les mamelons de la mère. On tient la truie qui vient de cochonner et ses petits dans une étable chaude, pourvue de paille courte et propre, et on les laisse jouir des rayons du soleil si le lieu le comporte, attendu que la clarté, la chaleur et la propreté influent considérablement sur le bien-être de la mère et des jeunes élèves. Il ne faut pas non plus négliger de donner à la truie une place spacieuse pour cochonner et de la munir suffisamment de paille courte, attendu qu'à défaut il y a tout lieu de craindre que la mère n'étouffe ses petits. Pour obvier à cet inconvénient, quelques fermiers anglais s'avisent de mettre les petits dans un panier, jusqu'à ce que la truie ait achevé de cochonner; mais ce procédé artificiel rend quelquefois la truie furieuse. Je conseille donc plutôt de surveiller la truie qui cochonne, pour prêter aux petits, dans le commencement, telle assistance dont ils pourraient avoir besoin. Il faut aussi chercher à apprivoiser la mère autant que possible, pour qu'elle se comporte tranquillement lors de l'enlèvement des gorets, et qu'elle laisse manier son propre corps. On y réussira en procédant avec intelligence. Les porcs des races de Siam et de la Chine s'habituent plus facilement que ceux des autres races à un pareil maniement de la part de l'homme.

On prétend que les rinçures (1) ne conviennent point à la truie qui a cochonné relativement aux petits, qui meurent, dit-on, si elle prend pareille nourriture ; mais ceci ne saurait être fondé qu'en tant que les rinçures donnent beaucoup de lait, dont la grande abondance peut devenir mortelle pour ces jeunes animaux, qui sont très voraces. Quoi qu'il en soit, diverses expériences ont montré que les gorets réussissent mieux quand la mère est nourrie de carottes bouillies, de salade mêlée de son cuit, que lorsque les lavures font la base de sa nourriture.

Du sevrage des gorets.

A l'âge de quatre semaines, il faut accoutumer peu à peu les gorets à boire du lait ; on doit aussi diminuer, à cette époque, la nourriture de la mère, et la séparer de temps à autre des élèves, pour que ceux-ci s'accoutument plus facilement à boire. Lorsqu'on a ainsi procédé à l'égard de la truie et des élèves pendant quinze jours de suite, les petits boivent ordinairement seuls ; alors on les sépare entièrement de la mère.

------

(1) L'auteur entend par le mot *rinçures* probablement le petit-lait aigre des laiteries, et les eaux de vaisselle.

L'auteur a néanmoins fait téter les cochonnets plus long-temps, mais la mère les a repoussés au bout de huit à dix semaines. Puisque la truie en use ainsi, il paraît qu'il vaut mieux sevrer les élèves de bonne heure.

Quand la truie a beaucoup d'élèves, il s'en trouve ordinairement quelques uns dans le nombre qu'on tue de préférence : cela est aussi d'un grand avantage pour la truie, attendu que, lorsqu'elle a tant de petits, il lui en coûte trop de les nourrir tous ; non seulement elle s'épuise à cause de la grande quantité de lait qu'elle est obligée de donner, mais elle souffre aussi beaucoup du frottement continuel des petits contre les mamelons.

Du traitement des gorets sevrés.

Il faut bien traiter les gorets sevrés lorsqu'on veut qu'ils réussissent bien. Il faut leur donner souvent de la nourriture, mais peu à la fois, et faire en sorte qu'elle soit variée et succulente. Leur habitation doit être propre, claire, chaude et disposée de manière qu'ils puissent jouir des rayons du soleil et se rafraîchir dans l'eau.

Le lait acidule, mêlé de son, est une nourriture très agréable aux gorets et qui les entretient en bon état. Un goret de six mois, de grandeur moyenne, peut consommer journellement de 10 à 15 kilogrammes, et gagne par cette nourriture un poids de demi-kilogramme par jour. A défaut de lait, on leur donne de la farine, du son ou des carottes bouillies délayées dans l'eau. Le petit-lait leur convient aussi ; il faut seulement observer de ne le leur pas donner chaud, parce qu'il leur occasionerait la tympanite. On nourrit quelquefois les jeunes porcs sevrés de pois, d'orge ou de seigle séchés, ce qui les engraisse supérieurement bien, attendu, à ce qu'on prétend, qu'ils sont obligés de mâcher fortement les grains séchés, et qu'ils font, par ce moyen, tomber les prétendues dents de loup, qui ne sont que des dents caduques ou dents de lait. On doit leur donner de la nourriture quatre à cinq fois par jour, et bien faire attention à ce qu'ils mangent tout. Il faut aussi avoir soin de tenir leur auge ou mangeoire propre, et ne pas oublier, lorsqu'ils sont enfermés, de leur donner quelque herbage. Mal à propos, comme quelques personnes pourtant le pratiquent, les tient-on, pendant l'été, renfermés à l'étable. L'étable doit avoir une issue vers une petite réserve où ils puissent trouver de l'herbe, se récréer, aller dans l'eau, à l'ombre et au soleil. L'eau et une étable propre sont aussi nécessaires pour la santé des gorets qu'une nourriture succulente et variée. La pratique, recommandée par quelques économes célèbres et expérimentés, d'établir près des maisons de campagne un clos pour les porcs mérite, sous ce rapport, d'être suivie par tout cultivateur intelligent, qui n'a aucun autre moyen de procurer à ces animaux les avantages ci-dessus indiqués. Il faut que le paysan, près de sa maison, dispose et ferme par des palissades un vaste terrain, dont un tiers pour l'enclos des porcs, et les deux autres tiers pour le tas de fumier et le séjour des gorets et autres petits animaux domestiques, comme canards, oies, etc. Il faut qu'il y ait dans un pareil enclos un hangar qui puisse servir aux porcs d'abri contre la pluie froide et contre les ardeurs du soleil. On se procure l'eau en faisant creuser une mare. Ils broutent l'herbe dans l'enclos, et ce qui manque à la nourriture est suppléé par les résidus de la cuisine de la métairie et du jardin. Il faut observer que les épinards les nourrissent très peu. J'ai nourri un goret de six mois d'épinards verts pendant treize jours ; il en mangea 8 kilogrammes par jour, et il buvait en même temps environ 4 hectogrammes d'eau aussi par jour, sans qu'il eût beaucoup augmenté de poids au bout de ce temps. J'observe aussi que la bette ou poirée blanche n'est pas aussi agréable à ces animaux que la rouge : au contraire, la salade (1) est une nourriture très succulente pour les gorets, à ce que prétendent des Anglais qui en ont fait l'expérience ; et l'on veut même que cet herbage donne une telle abondance de lait aux truies qui allaitent, que les gorets puissent être sevrés quinze jours plus tôt.

Des soins à donner aux jeunes porcs pendant l'été.

Dans ce qui suit, il faut bien faire attention qu'il ne s'agit pas de l'engrais du porc, mais seulement des soins à lui donner pour l'élever jusqu'au moment de l'engraisser : cela bien entendu, nous continuons.

Il faut donner la même attention, en temps d'été, aux porcs d'un an et au delà qu'aux gorets, hormis que ceux-là n'ont pas besoin de grains : on peut ou les entraver (2) ou les tenir dans les enclos ci-dessus mentionnés, ou les surveiller, ou bien les laisser libres dans les champs, dans les forêts et les enclos ; mais, quelle que soit la méthode adoptée, il faut toujours leur laisser l'accès à l'eau et les mettre à l'abri tant de l'ardeur du soleil que des pluies froides et prolongées.

Dans la plupart des petites fermes bien organisées, on entrave le porc ; mais on oublie, pour l'ordinaire, de lui procurer de l'ombre et l'accès à l'eau, afin qu'il puisse se

---

(1) L'auteur n'a point spécifié quelle plante il entendait désigner par le mot *salade*.

(2) Entraver un animal, c'est l'attacher au pré par une corde, de manière à ce qu'il puisse brouter seulement sur une étendue de champ déterminée. La corde est fixée, par un bout, à un piquet enfoncé dans la terre, et par l'autre elle est attachée au cou de l'animal, au moyen d'une courroie ou d'un licou ; elle est munie, par le milieu, d'un tourniquet qui l'empêche de s'entortiller.

garantir de la chaleur du midi , et de le ramener à l'étable dans les temps froids et humides. On entrave les porcs au moyen d'une courroie ou licou passé autour du cou, ou aussi au moyen d'un clapet autour de la tête.

L'expérience a montré qu'il faut un espace de 3,780 mètres carrés en trèfle de pré pour chaque porc. En les nourrissant dans un enclos, il faut compter pour chacun sur 8 à 10 kilogrammes de trèfle par jour. On peut aussi leur donner des mauvaises herbes des jardins, comme l'arroche et les pattes-d'oie, le laiteron (*sonchus*), des feuilles de choux et de panais, etc. Les feuilles de carottes jaunes sont, d'après l'expérience particulière de l'auteur, une nourriture très agréable aux porcs ; mais il faut les leur donner coupées. Ils mangent avec moins d'avidité les feuilles succulentes de la bette rouge et blanche, particulièrement celles de la dernière. Si la mer est voisine, l'on peut leur donner, en forme de paille coupée, le scirpe maritime (*scirpus maritimus*), le varec vésiculeux et le varec noueux (*fucus nodosus et vesiculosus*) , et autres espèces succulentes de varec, ainsi que le chou de mer (*crambe maritima*).

Dans les propriétés seigneuriales ou dans les endroits qui ont encore de grandes propriétés communes, on laisse aller les porcs avec un conducteur ou berger. Ici l'animal est exposé à bien des maladies, attendu qu'il souffre souvent, dans ces promenades, la faim, la soif, la chaleur, et qu'il est obligé de se contenter d'une nourriture malsaine. Dans quelques endroits, on les laisse paître dans des champs labourés où, lors des grandes sécheresses, ils avalent beaucoup de poussière, ce qui peut leur occasioner une toux sèche. En pareilles circonstances surtout, il faudrait faciliter aux porcs les moyens de se rafraîchir. En général, quelque avantageuse que soit la liberté pour la santé de tout animal domestique, sa bienfaisante influence

se trouve néanmoins anéantie par le défaut de nourriture.

La meilleure manière de garder les porcs en été, c'est
de leur préparer un trèfle de pré avec une mare pour s'y
rafraîchir, et une cabane dans laquelle ils puissent trouver de l'ombre et un abri.

Des soins à donner aux jeunes porcs en hiver.

Certains porcs souffrent beaucoup en hiver, à cause de
leurs logemens humides et malpropres, d'être continuellement renfermés et mal nourris. Aussi faut-il, si l'on
veut avoir des porcs qui réussissent bien, tenir leurs habitations ou étables propres, sèches et pourvues de
bonne litière, afin qu'ils puissent, au moyen de la paille,
trouver un abri contre le froid. On les laisse sortir au
beau temps pour qu'ils fassent de l'exercice, et on leur
donne à manger pour qu'ils puissent croître, et que le froid
de l'hiver ne dérange pas leur croissance.

Certains paysans laissent courir leurs porcs çà et là, en
hiver, dans la basse-cour, où ils trouvent divers déchets.
Cette méthode serait très bonne si, d'ailleurs, au temps
des pluies et des grands froids, leur étable se trouvait
propre et garnie d'une bonne litière, afin qu'ils n'eussent
pas besoin de s'enterrer dans un tas de fumier, ce qui est
cependant souvent le cas. Par ce moyen, la superficie de
leur peau se remplit d'ordures, et les intervalles entre
leurs soies se couvrent d'une croûte, ce qui arrête la transpiration et préjudicie beaucoup à leur croissance. Les
porcs ne peuvent point chercher eux-mêmes leur nourriture en hiver : il faut, en conséquence, apporter plus de
soin à leur procurer celle qui leur est nécessaire, et l'hiver en fournit une grande abondance, soit en céréales,
soit en racines, par les résidus de l'aire, de la cuisine et

des brasseries. Les racines ne doivent jamais leur être données crues, mais toujours bouillies ; on distingue, au nombre des plus succulentes, les carottes jaunes, le panais et les pommes de terre ; les navets, au contraire, sont peu nourrissans : il faut leur en donner au moins trois fois par jour. Dans les grands froids, on leur donne une nourriture tiède, et il faut avoir grand soin que leur auge ou mangeoire soit propre et qu'il n'y ait pas de restes.

Une sorte de nourriture, parmi celles qu'on donne aux porcs, mérite particulièrement d'être indiquée ici.

Cette espèce de nourriture, que plusieurs ont expérimentée avec grand avantage, consiste dans le trèfle rouge séché. On le hache menu ; à chaque boisseau environ de hachis, on mêle une bonne poignée de menus grains moulus fin ou gros, et on répand par dessus de l'eau bouillante ; par ce moyen, les tiges dures du trèfle deviennent molles et mangeables par le porc.

La capsule de lin peut aussi s'employer de la même manière à la nourriture des porcs.

De la nécessité d'ôter aux porcs les organes de la génération.

Les porcs qu'on ne destine pas à la propagation doivent être châtrés, sans quoi ils se multiplieront malgré le propriétaire. Outre cela, leur propension pour la propagation les empêche de s'engraisser, même en les tenant renfermés à l'étable.

La castration consiste en ce qu'on enlève les testicules au verrat, ou les ovaires à la truie : cela fait, on appelle le premier *porc* ou *verrat châtré ;* on désigne l'autre par le nom de *truie coupée.*

Pour l'ordinaire, on châtre une jeune truie dès l'âge de

six semaines, lorsqu'on la destine à être mise à l'engrais à l'âge de six à neuf mois ; si, au contraire, elle n'est destinée à être engraissée qu'à la seconde année, cette opération se diffère jusqu'à ce que la truie ait atteint l'âge de six mois, attendu, dit-on, que le lard en devient plus charnu. Il en est de même aussi du jeune verrat, quand on peut différer de le châtrer sans qu'il s'accouple avec les truies. Quoi qu'il en soit, cette opération présente plus de dangers dans un âge plus avancé.

De l'extirpation des ovaires.

La veille de la castration de la truie, il ne faut rien lui donner à manger, mais seulement de l'eau à boire. On commence l'opération par lui attacher une moraille ou cordon (planche 2, figure 1), autour du nez, pour l'empêcher de crier et de mordre ; après quoi, on la place devant l'opérateur, qui est assis sur une chaise. La truie est couchée sur le côté droit, de manière qu'elle tourne le dos à l'opérateur. Il pose le pied droit sur le cou de la truie et le gauche sous le flanc, ce qui fait relever la partie postérieure et tendre le ventre au point de l'opération. Un assistant tient la tête de la truie quand elle est grosse, et un autre met la jambe gauche postérieure en croix sur la droite, en les tirant de manière que le ventre en reste fort tendu. L'opérateur saisit le flanc de la main gauche et tend la peau : par le moyen d'un couteau qu'il tient à la main droite, il enlève les soies qui se trouvent à l'endroit où l'opération doit être pratiquée, c'est à dire entre le flanc et l'angle extérieur de l'iléon ou os de la hanche, en ligne droite de celui-ci ; il fait ensuite l'incision du flanc à la partie supérieure, de façon que la peau et les muscles du ventre sont coupés en partie. Au moyen de l'index de la main droite, l'opérateur perce la membrane séreuse du ventre ; le même doigt se porte incontinent au creux du ventre, vers la superficie intérieure de l'os de la hanche, où l'ovaire est situé. L'ovaire trouvé, on le conduit, au moyen du doigt qu'on plie à cet effet, vers la superficie intérieure du creux du ventre jusqu'à l'ouverture, en appuyant le pouce à la peau tout près de l'ouverture, pour saisir l'ovaire avec lui et l'index. L'ovaire ayant été porté jusqu'à l'ouverture, l'on tire la corne de l'utérus en dehors autant qu'il faut pour que la corne droite opposée soit portée aussi à l'ouverture, et par son moyen on fait approcher l'autre ovaire. On saisit les deux cornes de la main gauche, et les ovaires ainsi que les trompes sont arrachés ; alors on fait rentrer les cornes, et après avoir remis la jambe gauche de la truie dans son attitude naturelle, on ferme l'ouverture en la cousant d'un fil simple.

La truie châtrée doit être tenue renfermée dans un lieu frais, pour l'empêcher de chercher l'eau ou une mare pendant qu'elle a la fièvre de la plaie. Dans les premiers jours qui succèdent à l'opération, on lui distribue la nourriture avec ménagement, lui donnant préférablement un peu de lait acidule mêlé de son, de farine et de seigle.

Cette opération peut se pratiquer avec quelque couteau que ce soit ; cependant l'incision se fait avec une plus grande facilité quand la lame du couteau se trouve large et courte.

La figure 2 représente un couteau de ce genre. La lame est large de 2 centimètres 6 millimètres sur 3 centimètres 9 millimètres de longueur. Le tranchant est droit, et le dos arrondi vers la pointe. Le manche a 6 centimètres 3 millimètres de longueur sur 1 centimètre 3 millimètres de largeur du côté de la lame, et 2 centimètres à peu près à l'autre bout.

La figure 3 représente la forme d'un autre couteau pour la même opération : c'est le vétérinaire *Helper* qui l'a inventé : il le préfère à l'autre, parce que l'extrémité supérieure sert à pénétrer les tégumens sans blesser les intestins.

Moins il y a de perte de sang, plus il devient facile à la truie de résister à l'opération : aussi vaut-il mieux percer le péritoine et une partie des muscles du ventre que de les couper; on évite d'ailleurs le risque d'endommager les boyaux si l'on fait la taille superficiellement. Les ovaires, par la même raison, ne doivent point être coupés, mais arrachés, et l'on peut même, lorsqu'il s'agit de gorets, emporter aussi sans aucun péril une partie des cornes; mais il faut avoir bien soin d'enlever tout l'ovaire, l'expérience a appris que, s'il en reste une partie, la truie conserve toujours de la propension à la propagation.

Il est important de laisser prendre à la jambe postérieure sa position naturelle, avant de commencer à coudre la plaie : par ce moyen, la peau vient à couvrir les muscles du ventre, et il n'est alors besoin de coudre que la peau elle-même. La simple couture du ventre (*gastroraphia simplex Celsii*), qui se fait par points intérieurs à à la plaie, représentés par la figure 4, a cet avantage sur les autres espèces de suture de faciliter mieux l'écoulement du pus.

Les plus dangereux accidens que laisse la castration sont l'adhésion des boyaux entre eux et à l'ouverture de la plaie; et, par suite, leur inflammation, qui se termine communément par l'ascite, et par des ulcères purulens qui se forment autour de la plaie.

L'inflammation se prévient en donnant à l'animal opéré, pendant les premiers jours après l'opération, du lait acidule ou quelque autre aliment aigrelet en petite quantité.

On a souvent reconnu, sur des porcs tués, que les intestins s'étaient collés à l'endroit opéré, sans que cette jonction eût empêché la truie de prendre la graisse.

Si l'endroit opéré est très enflé, et que l'enflure se trouve molle sous le doigt, cela annonce que la tumeur renferme du pus : dans ce cas, il faut l'ouvrir pour donner cours au pus ; ensuite, il faut nettoyer la plaie au moyen d'une faible dissolution de vitriol bleu dans l'eau. Si les porcs opérés errent en liberté parmi des chiens, ceux-ci se plaisent à lécher les plaies, et les tiennent propres. Les chiens terriers trouvent ce liquide si friand, qu'ils ne quittent pas les truies et les verrats opérés, qui se promènent librement, tant que les plaies laissent découler du pus.

Bien que cette opération soit souvent pratiquée par des ignares, elle ne laisse pas moins d'être très difficile et même dangereuse pour l'animal, au point qu'elle peut échouer entre les mains des plus expérimentés même : elle est pourtant nécessaire, surtout lorsqu'on veut engraisser les truies de lavures, qui les rendent, à ce qu'on prétend, extraordinairement luxurieuses, ce qui les empêche de prendre de la graisse. Très souvent on présente à l'opérateur des truies pleines à châtrer, parce que ces truies ont eu commerce avec le verrat à l'insu du propriétaire : en pareil cas, la truie court un grand danger, avorte pour l'ordinaire, et meurt d'une inflammation au bas-ventre ; il faut, dans ce cas, différer l'opération jusqu'après le part et l'allaitement des gorets.

De la castration.

La castration du verrat peut se faire de différentes manières : lorsqu'on l'entreprend sur de jeunes porcs de six semaines, il faut ouvrir la bourse sur chaque testicule, tirer ces organes un peu en dehors par l'ouverture, et les couper; mais s'il s'agit d'opérer un verrat de six mois ou plus, il est nécessaire, pour empêcher une hémorragie trop abondante, ou de se servir, comme pour les chevaux, de tasseaux, ou bien de lier le cordon spermatique. Le tasseau est composé de deux pièces de bois, de 6 centimètres 18 millimètres à 8 centimètres 24 millimètres de longueur, sur une largeur de 1 centimètre 3 millimètres à 2 centimètres 6 millimètres, lesquelles pièces sont arrondies d'un côté et ont une entaille pratiquée à une certaine distance de chaque extrémité, tandis que de l'autre elles sont disposées en talus aux deux bouts, et creusées à leur milieu d'une cavité ou canal rempli d'une pâte composée de portions égales d'alun, de vitriol vert et de bolet rouge. Les deux tasseaux sont réunis l'un à l'autre par leur côté plat, et on les lie ensemble à l'un des bouts au moyen d'une ficelle appliquée autour des entailles; ils restent ouverts à l'autre bout, pour être appliqués sur le cordon spermatique : on tient prête, pour les serrer, une forte ficelle, à l'un des bouts de laquelle est pratiqué un nœud coulant ou lacet. Il faut avoir un fil fort et une aiguille lorsqu'on veut lier le cordon. Quand il s'agit d'opérer des animaux plus âgés, il faut, au préalable, lier le museau du verrat, comme il a été indiqué pour la truie; après quoi, un homme debout tiendra l'animal entre les jambes. L'opérateur saisit de la main gauche un testicule du haut en bas, et fend la bourse au moyen d'un couteau, de sorte que le testicule en sort nu : il le tire un peu vers l'ouverture, et il place les tasseaux sur le cordon du haut en bas; c'est alors seulement qu'il en lie le bout ouvert avec une ficelle entortillée. Cela fait, il coupe le testicule, de manière cependant qu'il reste un peu du cordon sous les tasseaux, pour tenir ceux-ci. Le second testicule est extirpé par le même procédé. On débarrasse les jeunes verrats des tasseaux après douze heures, et les vieux après vingt-quatre heures : pour cela, on coupe la ligature de l'un des bouts des tasseaux.

Lorsqu'on veut employer le procédé de la ligature, il faut, après avoir ouvert la bourse et tiré le testicule au dehors, percer le cordon spermatique d'une aiguille, de manière que la ligature embrasse seulement les vaisseaux du bout supérieur du testicule; il faut ensuite fortement serrer le cordon, au moyen d'un nœud simple, auquel on en ajoute un second, et couper le fil : on procédera de même pour l'autre testicule.

Le verrat doit être traité avant et après l'opération comme la truie opérée. La ligature ne présente aucun danger quand on a bien serré la ficelle, et il ne faut plus s'en mettre en peine. La suppuration fait tomber les testicules, et la plaie se cicatrise. L'expérience m'a appris que les deux manières d'opérer réussissent également; cependant l'animal demeure, pendant les premiers jours, un peu plus courbatu après la ligature, que quand la castration se fait au moyen de tasseaux.

Des moyens d'empêcher les porcs de fouger.

L'instinct du porc est de fouger la terre, pour chercher des racines et des insectes; mais cet instinct le rend pernicieux pour les champs et pour la plupart des terrains : pour diminuer cet inconvénient, il faut, ou le boucler, ou bien couper deux tendons à son boutoir.

Le bouclement peut se faire de deux manières : la première se pratique au moyen d'un morceau de fil d'archal de la longueur de 3 centimètres 9 millimètres, et de l'épaisseur d'une aiguille à tricoter, à l'un des bouts duquel on fait une maille, pour y recevoir l'autre bout, après l'avoir passé par le groin. On perce, au moyen d'une alêne, le bout du groin ; ensuite on passe le fil d'archal par l'ouverture, et on le fait joindre par la maille à l'autre bout : quelquefois on passe deux de ces boucles au groin. Il est des endroits où l'on donne simplement au fil d'archal la figure d'un *S*, au moyen de quoi on n'a pas besoin d'en joindre les deux bouts. (*Voyez* la figure 6.)

Pour la seconde manière de boucler les porcs, on fait fabriquer, par un forgeron, une pièce de fer longue de 3 centimètres 9 millimètres, et épaisse comme une aiguille à tricoter, façonnée à chaque bout en forme de flèche, dont les deux pointes principales tournent l'une contre l'autre. (*Voyez* la fig. 5.) Cette pièce s'applique au museau du porc comme dans la manière précédente. Par ce moyen, toutes les fois que le porc veut fouger, la pointe en flèche du fer pique le museau et lui cause des douleurs.

Incision des tendons releveurs du groin.

Vers la partie supérieure du groin aboutissent deux tendons des muscles releveurs, au moyen desquels le porc lève son groin en haut et soutient l'action de fouger; on peut les palper distinctement sous la peau, comme une corde tendue tout près de la surface du groin, en tirant seulement le groin un peu en bas: pour les couper, il faut faire une incision à la peau, les mettre à découvert, les traverser d'une aiguille enfilée, les tirer au moyen du fil hors de l'ouverture de la peau, et couper de chaque tendon un morceau de 1 centimètre 3 millimètres de longueur; l'incision se guérit d'elle-même.

En bouclant ou en coupant les tendons, on empêche le porc de crier et de mordre, lorsqu'on se sert du lien dont il a été parlé. (Fig. 1re.)

Quelle que soit celle de ces trois méthodes qu'on choi-

sisse, on ne parvient pourtant pas entièrement à empêcher le porc de fouger. Il paraîtrait d'abord que la douleur
occasionée au porc par la boucle devrait l'en détourner ;
mais il s'accoutume bientôt à cette douleur ; il commence
à fouger et la boucle tombe par le déchirement de la na-
rine.

On devrait se promettre plus de succès de la section des
tendons du groin ; mais l'expérience a pourtant appris que
ce moyen ne présente pas plus de sûreté, attendu que le
porc ne fouge pas uniquement à l'aide des muscles releveurs du groin, mais encore par le moyen du cartilage
qu'il renferme, et des muscles expansifs de la hure. Cet
expédient est donc un faible moyen d'empêcher le porc de
fouger : quoi qu'il en soit, il faut bien avoir soin, dans
l'opération, d'enlever un morceau des tendons ; car, si on
se borne à les couper seulement, les bouts se rejoindront
en croissant, et l'opération deviendra infructueuse.

De l'habitation du porc.

L'instinct naturel au porc de se vautrer dans la fange
pour rafraîchir sa peau a mal à propos donné lieu de
croire que la malpropreté contribue à faire prospérer cet
animal. Il faut sans doute attribuer à ce préjugé la cause
pour laquelle on tient les étables ou loges à porcs si malpropres, si peu éclairées et si peu aérées ; régime qui contribue tant à la dégénération et à la mauvaise réussite de
cet animal.

La première chose à laquelle il faut s'arrêter en cons-
truisant une bonne porcherie, c'est le sol. Le plancher
doit être pavé en pierre avec une pente suffisante de chaque côté pour l'écoulement des immondices liquides dans
une rigole, qui les conduit dans un creux, pour être ensuite recueillies et utilisées. L'auget, qui doit être placé

au dehors de l'habitation, doit être adapté à l'un des côtés du plancher en pente, de façon que les immondices des porcs s'écoulent pendant qu'ils mangent, et pour qu'ils puissent se servir du lieu le plus élevé pour leur gîte propre. La loge doit avoir une hauteur suffisante pour qu'un homme puisse y rester debout; elle doit avoir une fenêtre et une double porte, dont la partie supérieure puisse s'ouvrir afin d'y faire entrer l'air.

L'auget doit être large au fond de 15 centimètres et demi, et en haut de 26 à 31 centimètres, avec 15 centimètres et demi de profondeur et 15 centimètres de longueur, à raison de chaque porc qui doit y manger. Le côté extérieur de l'auget doit être de 5 centimètres plus haut que l'autre, et être muni aux extrémités d'une planche rectangulaire de 6 décimètres de hauteur, ayant en bas la largeur de l'auget et tirant obliquement vers son rebord, de manière à former avec lui un triangle rectangle. L'auget se ferme par un clapet qui s'adapte à un côté de la loge par deux gonds situés parallèlement à la hauteur de la planche rectangulaire sur laquelle il doit tomber, ainsi que sur le bord extérieur de l'auget pour fermer celui-ci : lorsqu'il s'agit de très gros porcs, il faut qu'il soit un peu plus grand. L'auget doit être élevé au dessus du sol de 7 centimètres et demi, pour qu'il puisse rester sec; pour des porcs plus petits, il peut être mis un peu plus bas : il doit avoir, soit à l'un des bouts, soit au fond, soit sur le côté, un trou pour l'écoulement de l'eau, lorsqu'on veut le rincer. Lorsqu'on fait un auget d'une seule pièce de bois, il faut observer, en le creusant, que la surface intérieure des deux bouts coïncide obliquement avec celle du fond, parce que cela le rend beaucoup plus solide. Il convient que les ouvertures à travers lesquelles les porcs doivent passer la tête soient larges par le milieu et rétrécies en pointe vers les deux bouts : ces trous doivent avoir pour plus forte largeur 26 centimètres sur 46 centimètres 8 millimètres de longueur ; ils doivent partir de 15 centimètres 6 millimètres jusqu'à 21 centimètres au dessus de la surface de la terre. Il faut pourvoir de deux crampons les parois de chaque côté des deux trous extérieurs par où on peut placer des lattes, quand on veut descendre un peu plus bas l'auget pour de plus petits porcs et quand on veut rendre les trous plus petits. Le premier crampon se place à la hauteur de 15 centimètres 6 millimètres sur l'extrémité la plus basse du trou, et le second à 26 centimètres par dessus. Il faut qu'il y ait des trous aux bouts rectangulaires de l'auget pour les lattes.

La loge aux porcs doit être assez spacieuse pour que chaque animal ait une place de 5 mètres 4 décimètres à 9 mètres carrés.

En l'établissant, il faut aussi avoir égard à son site : il faut tâcher de l'établir de préférence au midi, pour se conformer au goût du porc, attendu que cet animal a besoin de chaleur en hiver. Dans les pays chauds, il faut l'établir au nord ; mais si cela ne peut pas avoir lieu, il faut l'établir vers la basse-cour, pour que les porcs puissent sortir et rentrer librement. Dans le cas où le local n'est pas disposé convenablement pour les avoir dans la maison, on peut leur faire une habitation de planches, et choisir alors à cet effet le coin nord-ouest.

Dans les métairies, on établit les loges à porcs dans le voisinage des laiteries, pour que le lait et le petit-lait puissent y être conduits par des canaux, ce qui est bon aussi à pratiquer dans les brasseries où l'on nourrit des porcs de baissières ; mais dans l'un et l'autre cas, il ne faut pas perdre de vue qu'il est nécessaire de leur laisser une place suffisante pour se mouvoir à l'air libre, et de leur donner de l'eau pour se rafraîchir. Dans certains endroits de l'Allemagne, les augets sont faits de manière que la moitié se trouve en dedans et l'autre moitié en dehors de la loge. En pareil cas, il faut qu'il y ait des compartimens pour empêcher les porcs de monter dans l'auget et de se mordre. Pour obvier encore à cet inconvénient, on munit l'auget du côté de l'habitation d'un couvercle, dans lequel on fait des trous pareils à ceux des parois de la loge : les porcs passent alors la tête dans ces trous pour manger. En Saxe, il se trouve des porcheries très magnifiques, et même en certains endroits chaque porc d'engrais a sa loge ; il y a même des logemens séparés pour chaque âge de porc, ce qui est très convenable, attendu que les plus jeunes sont toujours opprimés par les plus âgés, les faibles par les plus forts et les plus voraces.

On trouve dans plusieurs endroits une espèce particulière de loge qui présente une habitation très malsaine aux porcs. Il est bien vrai que ces loges sont un peu élevées au dessus du sol, que le plancher est ou percé de trous ou latté, ou qu'il a une pente vers l'auget et une issue par dessous pour l'écoulement des immondices; mais les porcs y restent toujours dans l'humidité et dans les vapeurs de leurs propres déjections, attendu que le local est tellement resserré que chaque porc a à peine un espace de 7 mètres 2 décimètres carrés. Ces habitations présentent, en outre, l'inconvénient que les porcs sont exposés à se fouler ou à se rompre les jambes dans les trous et les rainures du plancher; aussi les a-t-on démolies en plusieurs endroits pour les remplacer par celles que je viens d'indiquer, et dans lesquelles les porcs se tiennent aussi propres que s'ils étaient lavés tous les jours. L'expérience a aussi montré que l'étrillement et le brossement contribuent à la prospérité du porc; mais, dans les endroits où l'on tient une grande quantité de porcs, ce moyen n'est pas praticable : on peut, du reste, s'en passer en nettoyant et lavant fréquemment les habitations.

TROISIEME SECTION.

DES SUBSTANCES ALIMENTAIRES ET MÉDICALES CONVENABLES OU NUISIBLES AUX PORCS.

Le règne animal et le règne végétal fournissent des alimens au porc.

Le porc sauvage, aussi bien que le porc domestique, se nourrit de plantes, de racines et de graines ; il poursuit les serpens, dévore des souris, des poissons, des reptiles, des sauterelles et autres insectes, et va à la découverte, à défaut d'une meilleure nourriture, des cadavres et des excrémens des autres animaux. Un certain ver destructeur (*tipula*), qui se trouve dans les endroits humides des forêts sous la terre, lui est aussi un aliment agréable.

Les racines du scirpe de marais et du scirpe maritime, l'ortie morte des bois (*stachys palustris*), la gesse tubéreuse (*lathyrus tuberosus*), la filipendule et les racines d'une certaine espèce de fougère qui croît en Hongrie, sont les végétaux qu'il cherche de préférence. Les voyageurs ont aussi observé qu'à l'île de Madère on conduit les porcs sur les montagnes, où ils se nourrissent de la fougère appelée femelle (*pteris aquilina*), de la fougère impériale (*osmunda struthiopteris*), et d'autres espèces de cette famille. Parmi les plantes hyperboréennes, sur deux cent quarante-trois espèces, le porc n'en mange que de soixante-douze, selon les expériences de *Hesselgreen* ; de sorte que, de tous les animaux domestiques, c'est le porc qui choisit le plus. J'ai néanmoins expérimenté que le porc mange avidement plusieurs des plantes que *Hessel-green* prétend être en aversion à cet animal, et dans le nombre desquelles j'ai particulièrement remarqué le chardon hémorroïdal (*serratula arvensis*), plante qu'il mange avec une avidité particulière, quoiqu'elle soit hérissée de piquans.

Expériences sur diverses anserines ou pattes-d'oie réputées à tort nuisibles aux porcs.

Il y a plusieurs espèces d'anserines qu'on trouve dans les jardins; leurs feuilles sont succulentes et généralement d'un bon goût : ainsi l'emploi de ces sortes de plantes à la nourriture des porcs paraît mériter l'attention des économes. On peut en avoir en grande abondance dans la saison où l'on manque de tout pour cet animal, et on les arrache partout où elles se trouvent comme mauvaises herbes. Si l'on pouvait s'en servir pour la nourriture des porcs, le sarclage en serait doublement avantageux; mais comme plusieurs espèces de ce genre sont réputées répugner aux porcs, et quelques unes même être un poison dangereux pour cet animal, il est extrêmement important à l'agriculteur de s'assurer si cette imputation est fondée ou non, et s'il peut sans danger nourrir ses porcs avec toute espèce d'anserines.

Divers auteurs rapportent que l'anserine rouge, celle de muraille et la bâtarde (*chenopodium rubrum, murale, hybridum*) tuent les porcs, et que ces animaux rebutent l'anserine bon-henri (*C. bonus-henricus*) que l'homme même mange, ainsi que l'anserine fétide (*C. vulvaria*).

Au commencement de septembre 1803, je me procurai une quantité considérable d'anserine bâtarde; je la jetai toute fraîche devant douze porcs, lesquels, pendant tout l'été, avaient été renfermés dans une basse-cour close et nourris de déchets de jardins. L'anserine bâtarde déjà en végétation fut beaucoup flairée par les porcs : quelques uns la prirent à la bouche, mais la rejetèrent ; d'autres ne voulurent pas la toucher du tout : il n'y eut que deux petits gorets qui en mangèrent un peu.

Je donnai ensuite cette plante coupée à deux autres gorets âgés de six mois, qui étaient restés à l'entrave pendant tout l'été, et qui avaient été nourris de jardinage : ils accoururent avec une grande avidité à l'auget dans lequel j'avais mis cette plante coupée ; mais ils fougèrent autour, la jetèrent dehors l'auget et n'en voulurent rien manger.

Les porcs gardés en loge et nourris de baissières d'eau de vie mangent ordinairement toutes sortes d'herbages avec voracité. J'essayai aussi de faire manger à des porcs ainsi nourris de l'anserine bâtarde. On jeta une poignée de plantes fraîches devant deux porcs qui, pendant trois semaines, n'avaient eu d'autre nourriture que des baissières d'amidon ; mais ceux-ci non plus ne voulurent pas seulement en goûter.

J'essayai ensuite d'affamer un porc pour le porter à manger de cette plante ; elle lui fut présentée hachée avec un mélange de son humecté d'eau : il en prit à peine la valeur d'un demi-kilogramme, et abandonna bientôt cette nourriture ; cependant la quantité qu'il avait mangée ne donna lieu à aucun accident.

Pour parvenir à savoir avec une certitude entière si l'anserine bâtarde serait vraiment un poison pour les porcs, j'imaginai de la leur donner coupée en forme de ballottes. On en fit manger de cette manière la valeur d'un demi-kilogramme à un porc âgé de six mois, sans en apercevoir le moindre effet. Il en fut de même dans un second essai. Ni l'appétit du porc, ni ses excrémens, ni son urine n'avaient souffert aucune altération. J'ai aussi donné cette plante bouillie aux porcs par kilogrammes, sans en avoir vu aucun mauvais effet.

Ces expériences prouvent donc suffisamment que l'anserine bâtarde n'est point un poison pour les porcs, mais que seulement c'est une plante dont ils ne se soucient pas.

Assuré de l'innocuité de cette espèce, je voulus aussi expérimenter l'anserine des murailles. Je mis cette plante déjà en végétation devant plusieurs porcs ; ils la mangèrent, ceux d'entre eux surtout qui n'avaient reçu pour nourriture que des baissières : tous s'en trouvèrent bien. Ce que *Withering* et autres disent de la qualité nuisible de cette plante pour les porcs peut donc se révoquer en doute avec raison. Toutefois, l'anserine des murailles est des espèces dont le porc ne se soucie guère.

Linnée, dans sa *Flore suédoise*, dit que l'anserine rouge est nuisible aux porcs, et cite *Schwenkfeldt* pour son garant ; mais la plante dont parle ce botaniste est l'anserine bâtarde, dont il a annoncé l'effet vénéneux d'après *Tragus*. Il est vrai que l'anserine rouge a un goût et une odeur désagréables, ce qui fait que les porcs ne la mangent pas volontiers ; mais des expériences réitérées nous prouvent suffisamment qu'elle n'est pas du tout nuisible à la santé de cet animal.

Hesselgreen, dans son *Pan suédois* (1), soutient que les porcs rebutent l'anserine fétide. Cette plante a, comme on sait, une odeur très désagréable, comme de harengs blancs. J'ai néanmoins reconnu que les porcs tenus sous le toit l'avalent avec une grande avidité, et même que ceux nourris d'herbages ne la rebutent pas toujours.

L'anserine des villages (*chenopodium urbicum*) a des feuilles épaisses et succulentes : on croirait, d'après cela,

______

(1) *Linnæi Amœnitat. Academ.* II. P. 295.

qu'elle serait une nourriture agréable aux porcs ; mais l'expérience m'a prouvé le contraire. Je mis cette plante déjà en végétation avec d'autres espèces d'anserines devant plusieurs porcs : ils repoussèrent l'anserine des villages, bien qu'ils mangeassent les autres espèces. Elle ressemble, pour le goût, à l'anserine rouge et à celle de muraille ; cependant, si on la coupe menu pendant qu'elle est encore jeune, et qu'on y mêle ou de l'eau de lessive ou de la farine, les porcs la mangent volontiers et s'en trouvent bien.

Bien que l'anserine dite bon-henri ait des feuilles très succulentes et d'un bon goût, les porcs la mangent avec la même répugnance que l'épinard : il serait cependant possible de tirer parti de cette nourriture pour les porcs en les y accoutumant peu à peu.

L'anserine polysperme (*chenopodium polyspermum*) a des feuilles très succulentes et d'un bon goût, qui sont même pour les poissons une nourriture agréable ; cependant les porcs la rebutent lorsqu'elle est seule et entière ; mais en la coupant et en la mêlant avec un autre aliment, ils la mangent volontiers.

L'anserine maritime (*chenopodium maritimum*) est d'un goût salé, ce qui fait que les porcs la mangent difficilement tant qu'elle est jeune.

L'anserine blanche (*chenopodium album*) est pour les porcs une nourriture agréable, tant qu'elle est jeune ; mais ils la rebutent quand elle est en fleur et quand elle porte des fruits.

L'anserine cendrée (*chenopodium glaucum*) est, tant dans sa tendre jeunesse que dans sa maturité, un aliment agréable aux porcs, qui sont surtout très friands des racines, comme plusieurs expériences l'ont confirmé.

De toutes les espèces d'anserines, il n'y en a aucune que le porc mange plus avidement que l'anserine verte (*chenopodium viride*) : je l'ai souvent donnée aux porcs mêlée avec d'autres espèces d'anserine ; mais j'ai toujours remarqué qu'ils la choisissaient d'abord entre toutes les autres comme la plus savoureuse. J'ai nourri un porc pendant un mois entier de cette plante, et il s'en est constamment bien trouvé.

Ces expériences prouvent donc évidemment que, de toutes les espèces d'anserines citées, il n'y en a pas une seule qui empoisonne le porc, mais en même temps qu'il ne s'en trouve qu'un très petit nombre que cet animal domestique mange avec avidité. On ne peut proprement recommander comme aliment pour le porc les anserines verte, blanche, cendrée, et la fétide ou vulvaire.

Des champignons vénéneux pour les porcs, et particulièrement du sclerotium fasciculatum.

Il est notoire que tous les champignons qui recèlent une forte âcreté, tels, par exemple, que l'agaric moucheté, aussi appelé fausse oronge, l'agaric tue-mouche, l'agaric à tête large, l'agaric des mouches et autres semblables, sont un poison pour tous les animaux ; mais le porc évite ces plantes vénéneuses au moyen de son goût délicat et de son odorant pénétrant. Il existe toutefois une espèce de champignon peu connue, parasite sur les feuilles de chêne (*sclerotium fasciculatum,* Schum.) (1), qui paraît être un poison dangereux pour les porcs, parce qu'ils l'avalent avec les feuilles. Je n'ai pas des expériences directes à cet égard ; mais je suis redevable à M. *Jacquin,* chimiste dis-

---

(1) *Sclerotium fasciculatum, epiphyllum, orbiculatum, complanatum, convexiusculum, virescens ; pilis ferrugineis nitentibus, fasciculatim congestis obductum, subtus planum, glabrum, intus concolor, substantiâ duriusculâ carnosâ subfragili.* (Schumacheri, *Enumeratio plantarum.* P. II. Page 187.)

tingué, et fils du célèbre botaniste de ce nom, à Vienne, des renseignemens suivans :

Vienne, le 21 janvier 1804.

« Il y a trente ans environ qu'il se prononça à l'époque de l'arrière-saison dans le parc impérial, communément appelé le Grand-Parc, et surtout dans la partie contiguë de Marienbrunn, une maladie parmi les sangliers, qui enleva principalement les marcassins ou gorets. L'intendant des forêts du lieu, en faisant des perquisitions sur les causes de ce désastre, reconnut que les feuilles de chêne qui couvraient entièrement le sol étaient couvertes de petits champignons, jonchés à leur surface comme des grains de sable : il consulta feu le docteur *Habermann* sur les circonstances de cet événement extraordinaire; celui-ci fit des expériences avec ces sortes de feuilles sur des porcs et gorets domestiques, et trouva leur funeste effet vraiment avéré par la mort de ceux de ces animaux qui en avaient mangé. »

Le poivre, le lin et le sarrasin ne sont pas des poisons pour les porcs.

L'immortel *Linnée* avait renouvelé l'opinion des physiciens anciens, relativement à la qualité vénéneuse du poivre noir pour les porcs, dans la dissertation sur le porc, par *J. Lindhs* : le célèbre physicien *Abildgaard* en a prouvé l'erreur par des expériences (Recueil pour les vétérinaires et économes particuliers, page 294). Le poivre, en effet, n'est pas proprement un poison pour le porc, qui peut l'avaler en grains entiers sans s'en trouver incommodé; mais, en poudre, cette substance respirée peut, par le picotement mécanique qu'elle occasione à la trachée-artère, devenir mortelle pour ces animaux.

Tout ce qu'on a avancé sur la prétendue propriété du lin commun et du sarrasin est également dénué de fondement. Le jeune lin est un aliment agréable aux porcs, et j'en ai donné moi-même à ces animaux par kilogrammes sans qu'il en soit résulté le moindre inconvénient. J'ai vu engraisser plusieurs porcs avec du sarrasin.

L'aconit napel est vénéneux pour les porcs.

J'avais déjà constaté, par des expériences particulières, que le napel ou aconit bleu (*aconitum napellus*) était un poison violent pour les chevaux. D'autres observations plus récentes m'ont appris que cette plante est également pernicieuse pour les porcs que la faim porte à en manger.

Un campagnard avait cette belle plante dans son jardin; elle devint trop grande ; il la tailla et donna le déchet coupé en morceaux, humecté d'eau et parsemé de son, à manger à ses porcs; plusieurs en moururent.

La courtilière et la salamandre ne sont point venimeuses pour les porcs.

Dans plusieurs écrits économiques qui traitent des porcs, on trouve que la courtilière ou taupe-grillon, de même que la salamandre, empoisonnent les animaux. Comme d'après nos expériences ni la courtilière ni la salamandre ne sont venimeuses, soit pour l'homme, soit pour nos animaux domestiques, il était à présumer d'avance que les porcs ne meurent pas pour en avoir mangé. J'ai, en effet, donné à des porcs des courtilières et des salamandres écrasées sans qu'ils en aient éprouvé aucun accident.

Le vif-argent ou mercure n'empêche pas la truie d'entrer en chaleur.

C'est un vieux dicton qu'on trouve chez les anciens auteurs qui traitent du porc, que, quand le vif-argent est mêlé habituellement dans le fourrage, il neutralise la propension amoureuse de la truie, et l'empêche d'entrer en rut ; mais les expériences que j'ai faites à cet égard ont prouvé le contraire. On suspendit dans l'auget qui servait de mangeoire à plusieurs truies un petit sachet de toile, renfermant un peu d'argent vif, de manière que le sachet touchait le manger ; les truies n'en devinrent pas moins en chaleur tout comme auparavant.

On croit aussi, généralement, que le sel de Saturne (*acétate de plomb*) produit le même effet ; mais je n'ai pas osé administrer aux porcs, assez long-temps pour m'en assurer, une substance aussi dangereuse.

De l'antimoine comme excitant l'appétit chez les porcs.

L'antimoine natif, si accrédité comme préservatif et spécifique pour toutes les maladies des porcs, et qui paraît pourtant si peu justifier cette réputation, méritait, en conséquence, d'être l'objet d'un examen approfondi. J'ai fait à cet égard plusieurs expériences dont le résultat a été que l'antimoine natif, donné aux porcs à petites doses, provoque l'appétit chez ces animaux, sans leur occasioner des nausées : cependant, il peut quelquefois déterminer le vomissement chez ceux qui sont nourris de lait acidule ou d'autres alimens acides ; dans ce cas, il faut employer une dose moindre d'antimoine pour qu'il excite l'appétit.

La dose convenable pour exciter l'appétit est de 4 grammes d'antimoine par jour pour un porc de six mois, en continuant de lui en donner pendant quelques jours. Cette dose doit être moindre de moitié lorsqu'il s'agit de porcs nourris d'un aliment acidule ; et même je me suis toujours servi avec plus de succès pour ces porcs de sel marin, (*hydrochlorate de sodium*) à la dose de 8 grammes. On augmente naturellement les doses pour les plus âgés.

Je ne puis pas affirmer, d'après mes propres expériences, si l'antimoine est un remède contre la ladrerie.

Effets de différens vomitifs sur les porcs.

Il est certaines maladies dans lesquelles le porc vomit très facilement, sans qu'on ait besoin de le provoquer ; mais quand on veut déterminer le vomissement, il faut employer de puissans émétiques. J'ai fait des expériences qui ont donné pour résultats qu'il fallait à un jeune porc de quatorze semaines 2 grammes de foie d'antimoine (*protoxide d'antimoine*) pour le faire vomir, tandis que 4 grammes du même remède ne faisaient pas vomir une truie de grandeur moyenne âgée de six mois. Le tartre émétique (*deuto-tartrate de potassium et d'antimoine*) produisit d'abord le vomissement chez une truie d'un an. Dix grains d'ellébore blanc firent le même effet chez une truie de la même grandeur.

Il est très difficile d'administrer les remèdes aux porcs, parce qu'ils crient et mordent. Je me sers, en conséquence, d'un instrument (*voyez* figure 7) que je passe dans la gueule du porc ; je fais couler par le trou qui y est pratiqué, et de là dans le gosier de l'animal, le remède ou en électuaire, ou dans l'état liquide. Il ne faut pas l'administrer sous forme de poudre, parce qu'il pourrait en résulter des accidens mortels.

De l'effet des différens purgatifs sur le porc.

Les vétérinaires n'ont publié que très peu d'expériences

sur l'action des substances purgatives chez les porcs. On conclut ici, comme à l'ordinaire, de l'homme aux grands animaux domestiques, et de ceux-ci aux petits, relativement à l'effet du remède ; mais j'ai reconnu avec étonnement combien ce raisonnement est illusoire et décevant. Des expériences que j'ai faites m'ont conduit à ces résultats, que le porc est purgé par chacune des substances suivantes : mercure doux, à la dose de 8 grammes; aloès, 16 grammes ; sénevé, *idem;* pulpe de coloquinte, 8 grammes; gomme-gutte, 4 grammes. On peut aussi purger les porcs avec 128 grammes sulfate de soude ou sel de *Glauber*; 64 grammes sel marin ; autant de natron (*carbonate de soude*); 192 grammes tartre (*tartrate acide de potasse*) ; chaque dose séparément. Cet animal, comme le cheval, n'est pas facilement purgé par la rhubarbe; il lui en faut de 96 jusqu'à 128 grammes pour en sentir l'effet.

Le mercure doux et la gomme-gutte, aux doses ci-dessus indiquées, occasionent parfois des nausées ou le vomissement; ainsi, il convient de donner ces remèdes en plusieurs doses.

L'aloès opère lentement, quelquefois vingt-quatre heures seulement après qu'il a été donné aux porcs. Le sénevé ou moutarde, pilé et donné à la dose de 16 grammes, ne fait que ramollir l'excrément ; mais il excite beaucoup l'appétit, et peut, sous ce rapport, être également employé pour les porcs.

Les sels doivent bien être dissous dans l'eau avant de les administrer, afin d'éviter les accidens fâcheux que leur action mécanique sur la trachée-artère pourrait occasioner; ils agissent aussi tous fortement sur l'urètre : ainsi, lorsqu'on emploie ces sels comme purgatifs, il faut avoir l'attention de donner les quantités indiquées en plusieurs doses.

Du camphre et de l'opium, comme médicamens applicables aux porcs.

Le camphre et l'opium sont des remèdes si efficaces, qu'il conviendrait de mieux examiner leur effet sur les porcs.

Pilger prétend que 32 grammes de camphre tueraient un cheval ; cependant l'auteur en a lui-même plusieurs fois donné aux chevaux cette quantité sans qu'il en résultât aucun accident mortel. Ce remède rendait seulement le pouls plus plein et son mouvement plus accéléré ; et, lorsqu'il se ralentissait, on apercevait une augmentation de transpiration ; même une double dose (64 grammes) n'a point tué le cheval. Il eut des contorsions au dos et à la partie postérieure du cou ; le pouls était plein et rapide ; il clignait les yeux et les portait en avant vers le nez. Trois heures après, tous ces accidens avaient cessé. Le porc supporte 4 grammes de camphre sans éprouver de pareils accidens ; seulement son pouls en devient plus plein.

En donnant au porc l'opium par grammes, il en devient d'abord enjoué, ensuite abattu et assoupi. Comme l'opium occasione aussi la constipation, on peut l'employer avec succès, mêlé avec la rhubarbe, contre la diarrhée maligne.

QUATRIEME SECTION.

DE L'ENGRAIS DES PORCS.

Des attentions qu'exige l'engrais des porcs.

L'engrais des porcs est un des points les plus importans du régime économique de cet animal, puisque de là dépend le degré de profit que le propriétaire en tirera. Le porc, qui se nourrit de tant d'alimens divers, peut être engraissé de différentes manières; mais, quel que soit le moyen qu'on choisisse, le but qu'on se propose sera d'autant plus sûrement atteint qu'on se conformera davantage aux règles ci-après.

Il faut que le porc qu'on destine à mettre en loge soit sain et en bon état. Les porcs affamés prospèrent moins par la bonne nourriture qu'on leur donne au commencement.

L'engrais doit être fait au moyen d'alimens variés. Il faut commencer par l'aliment le moins friand et le moins nutritif, et finir par le plus substantiel et celui que le porc mange le plus volontiers. En le nourrissant de grains, il faut y mêler de la balle. On donne ordinairement plus de balle que de grains, ce qui entretient continuellement l'appétit du porc. L'expérience a aussi appris qu'on excite le désir de manger et de boire en répandant chaque jour un peu de sel de cuisine sur le fourrage, ce qui rend les porcs promptement et extraordinairement gras.

Il faut donner souvent à manger, mais peu à la fois, et il faut bien faire attention à ce que les porcs aient fait

planche nette avant de leur donner de nouveaux alimens.
Il faut rincer l'auget une fois par semaine, tenir la loge
très propre, faire promener les porcs, surtout lorsqu'on
les engraisse en été, et leur fournir le moyen de se baigner. Si en nourrissant les porcs sous le toit il s'en trouve
dans le nombre quelques uns d'inquiets, qui grognent
et persécutent les autres, il faut les en séparer et les
placer seuls, attendu qu'ils empêcheraient les autres de
s'engraisser.

On trouve dans chaque climat de quoi alimenter convenablement le porc. Dans les pays chauds, par exemple, on le nourrit supérieurement bien de figues, de
rafles de raisins, de pêches, de maïs, et du déchet du
sucre, même des cocos et du sagou. Les cannes à sucre
exprimées sont une friandise pour ces animaux, et la
mélasse qui en découle leur fournit un aliment très nutritif. Ceux qu'on nourrit, aux Indes-Occidentales, de
tortues et de déchet de sucre prennent un lard très
succulent.

Les anciens Romains estimaient beaucoup les porcs
engraissés de figues, et ceux qui avaient eu pour boisson du vin mêlé de miel ; ils ne mangeaient, dans ces
cas, que le foie de ces animaux, tant ils portaient de
raffinement dans le luxe de la table.

Le porc se laisse engraisser de fruits, tels que faînes,
glands, poires, prunes, châtaignes, etc.

Diverses racines peuvent aussi être employées pour
l'engrais des porcs ; de ce nombre sont les carottes
jaunes, les panais, les pommes de terre, les betteraves, etc.

Les grains sont l'aliment qui nourrit le mieux et qui
donne le meilleur lard. Le froment et le seigle sont, dans
le nombre, ceux qui engraissent le plus, mais cette

nourriture est trop coûteuse ; aussi se sert-on ordinairement d'orge, d'avoine et de sarrasin.

Les déchets des boulangeries, brasseries de bière et d'eau de vie, des amidonneries, laiteries, boucheries et tanneries, consistant en son, rinçures ou lavures, baissières d'amidon, drêche, petit-lait, lait acidule, sang, viande, intestins, engraissent le porc, lorsqu'ils sont convenablement employés.

Les harengs, les épinoches, la morue-verte, et autres poissons, surtout les huileux, les tortues et les serpens, donnent particulièrement un goût exquis à la chair de porc.

Les porcs, qui sont bien nourris avant d'être mis sous le toit, digèrent mieux que les faméliques ; aussi prospèrent-ils mieux. Les premiers sont aussi plus charnus que les derniers, et fournissent un lard plus exquis. En variant la nourriture des porcs à l'engrais, cela excite leur voracité, surtout si l'on commence d'abord par leur donner les alimens les moins savoureux.

Il faut donner à manger chaque quatre heures ; et si l'animal perdait son appétit après avoir resté quelques jours sous le toit, on le lui fait regagner en répandant un peu de sel sur le fourrage ou en donnant à chaque porc la quantité de la pointe d'un couteau d'antimoine natif également répandu sur l'aliment.

Une température de 10 degrés du thermomètre de *Réaumur* est celle qui convient le plus aux porcs à l'engrais ; un froid rigoureux et une chaleur excessive leur sont préjudiciables. Les saisons les plus convenables pour l'engrais des porcs sont le printemps et l'automne ; aussi, dans les endroits où les circonstances exigent qu'on engraisse les porcs dans toute saison, il est nécessaire de les conduire fréquemment à l'eau, pendant les grandes chaleurs, et de tenir l'habitation chaude lors des froids rigoureux. En Angleterre, on prétend avoir reconnu que le temps humide ou brumeux contribue beaucoup à accélérer l'engraissement des porcs.

Dans le même pays, on mêle, dans la nourriture des porcs qui se montrent turbulens à l'écurie, un peu de farine d'ivraie (*lolium temulentum*) ou quelques grains de jusquiame noire.

De l'engrais avec des baissières (1) *d'eau de vie.*

Dans les contrées où l'on fabrique de l'eau de vie, l'emploi des baissières pour l'engrais des porcs est très en vogue. On compte qu'il faut 144 kilogrammes de baissière par semaine, pour un porc d'un an de taille moyenne, et ordinairement ce n'est qu'au bout de dix-huit semaines qu'il a parfaitement pris la graisse par cette nourriture. Des porcs plus gros et plus âgés en consomment une plus grande quantité et ont besoin de rester plus long-temps sous le toit avant d'être parfaitement gras.

La baissière donne un lard mollasse, mais savoureux ; aussi les porcs qui en sont nourris fournissent-ils peu de saindoux. Lorsqu'on veut avoir un lard épais et beaucoup de saindoux, il faut choisir des porcs gros et âgés, pour les mettre à l'engrais ; mais attendu que leur lard n'est pas si savoureux et que leur engrais devient plus coûteux, on prend, dans la majeure partie des fabriques d'eau de vie, des porcs d'un an pour l'é-table ; d'autres préfèrent les prendre à six mois et ne les engraissent que pendant huit semaines. Ces derniers valent, de premier achat, de 27 à 30 francs, et se re-vendent de 54 à 63 francs, après avoir consommé

(1) C'est le marc, résidu de la distillation.

2,300 kilogrammes de baissière; de sorte qu'un porc, ainsi engraissé, donne un grand bénéfice. Ils pèsent alors communément de 32 à 50 kilogrammes, et donnent un lard délicieux. En les engraissant encore pendant dix semaines, il n'en résulterait pas le même bénéfice. Ceux qui prennent des porcs d'un an pour l'engrais calculent ordinairement, pour les dix-huit semaines qu'on les tient sous le toit et qu'on les nourrit de fécule, sur un bénéfice de 72 à 90 francs le couple. Ces porcs peuvent manger, au commencement de l'engrais, de 30 à 32 kilogrammes de baissière par jour : mais, après qu'ils ont resté huit ou dix semaines sous le toit, leur voracité diminue à mesure qu'ils prennent la graisse.

Les gros porcs de la race anglaise peuvent manger journellement trois fois autant que ceux de la petite race, sans rendre un triple bénéfice.

Quelques économes prétendent qu'en associant un quart d'eau à la baissière, les porcs prospèrent davantage et exigent moins de nourriture.

On prétend aussi savoir, par expérience, que la baissière acidule est aussi bonne pour l'engrais, une fois que les porcs y sont accoutumés, que celle qui n'a point subi d'altération, j'ai cependant vérifié le contraire. Deux porcs de six mois furent nourris, pendant onze jours, de baissière acidule ; on ne put parvenir à leur en faire manger qu'en les affamant, et ce ne fut qu'au bout de quatre à cinq jours qu'ils commencèrent à en manger. Ils consommèrent, pendant tout le temps que dura l'expérience, 184 kilogrammes : l'un n'en mangea pas autant que l'autre. Ils furent pesés avant et après l'expérience : il fut reconnu que le porc qui en avait mangé le plus avait perdu un demi-kilogramme de son poids, et que l'autre avait perdu 2 kilogrammes et demi.

De l'engrais avec le petit-lait et avec le lait acidule.

Le petit-lait et le lait acidule, qu'on a en si grande quantité dans les métairies, sont employés à l'engrais des porcs. On compte un porc d'un an pour trois vaches, quand celles-ci sont bonnes ; dans le cas contraire, il en faut encore une quatrième. De très gros porcs ont besoin de tout l'été pour prendre une graisse considérable, avec une semblable nourriture. Les porcs de petit-lait sont mis à l'étable à la fin de mai, et vendus en septembre.

Il résulte de mes expériences qu'un porc de six mois peut consommer journellement 36 kilogrammes de lait acidule. Il ne convient donc de nourrir les porcs avec du lait acidule que dans les endroits où le voisinage d'une grande ville n'offre pas le moyen de le débiter. Le lait acidule purge les porcs au commencement, comme le petit-lait ; ainsi que ce dernier, il ne doit pas leur être donné chaud, surtout quand il est doux, attendu qu'il pourrait leur causer des accidens mortels (1).

Le lard des porcs de petit-lait est lâche et plus mollasse que celui des porcs nourris de baissières. Le lait acidule, au contraire, donne un lard ferme et très savoureux : lorsqu'on veut le rendre propre pour le saloir ou pour la fumée, il faut en même temps donner des grains aux porcs de petit-lait ; les porcs de six mois conviennent le mieux à cet engrais, parce qu'ils se vendent le double du prix d'achat.

De l'engrais avec la drèche.

La drèche renferme trop peu de particules substan-

---

(1) L'auteur ne dit pas comment.

tielles pour l'employer seule à l'engrais des porcs : elle n'est regardée que comme accessoire à l'engrais , et on l'associe ordinairement à la baissière pour cet usage. On donne, au reste, cette nourriture seule aux porcs non coupés.

De l'engrais avec les marcs d'amidon.

Les amidonneries fournissent des marcs et baissières extrêmement nutritifs, dont on se sert en plusieurs endroits pour l'engrais des porcs : ces alimens rendent le lard ferme et fournissent beaucoup de saindoux ; les baissières sont , au reste, plus nutritives que les marcs.

Il faut distinguer deux qualités de baissières : la grosse et la filtrée. La dernière sert aux tisserands et aux fabricans de toiles à voiles. La première sert à l'engrais de porcs, et il en faut un tiers moins que des baissières provenant des distilleries d'eau de vie. Aussi, lorsqu'on emploie la baissière des amidonneries à l'engrais, il est nécessaire de l'associer à celle des distilleries d'eaux de vie et d'y mêler de l'eau ; autrement elle nourrit trop. Il résulte de mes expériences que 15 kilogrammes de baissières provenant des amidonneries donnent 2 kilogrammes et demi de lard.

De l'engrais avec les sons.

Les sons, tant les gros que les fins , que fournissent les boulangeries, recèlent une assez grande quantité de parties substantielles qui les rendent propres à l'engrais des porcs. Ces deux substances engraissent bien , surtout en les mettant dans un état de fermentation spiritueuse ou acidule.

Le son fin est plus nutritif que le gros. Un hectolitre 4 décalitres 4 litres du premier, provenant du froment, pèse de 40 à 48 kilogrammes ; une semblable mesure du dernier ne pèse que 3ı à 36 kilogrammes. Le son qui provient du seigle pèse davantage.

284 litres de son, considéré comme aliment, doivent valoir 144 litres environ d'avoine ; mais en faisant passer les sons en état de fermentation spiritueuse, ils en deviennent encore plus nourrissans. D'après les expériences d'*Young*, 1440 litres de son profitent plus que 284 litres de pois.

De l'engrais avec des marcs de graines huileuses.

On a aussi voulu employer les tourteaux des marcs de graines huileuses à l'engrais des porcs ; mais l'expérience a montré que, bien que cette nourriture rende d'abord le porc très gras, elle donne un lard insipide, huileux et mollasse, de manière que ces marcs ne sont pas propres pour l'engrais, mais bien pour nourrir seulement les porcs. Toutefois la graine même de lin engraisse assez bien les porcs, et donne un lard assez ferme et savoureux.

Il y a des économes qui estiment les marcs de semences de navettes plus nutritifs que ceux des graines de lin ; d'autres prétendent le contraire. Les moulins à huile fournissent les marcs pilés : lorsqu'on ne peut pas les avoir dans cet état, il faut les faire tremper dans l'eau, pour pouvoir les employer comme aliment.

Engrais avec les résidus des boucheries et la chair de cheval.

Le déchet des boucheries, comme les tripailles, le sang, etc., de même que la chair de cheval, qui ne manque pas dans les grandes villes, attendu la grande quantité de chevaux qu'on y tue, fournissent une bonne et saine nourriture aux porcs qu'on engraisse.

D'après mes propres expériences, la chair de cheval

donne un lard savoureux et assez ferme (1). Il a fallu dans l'automne, à dix porcs d'un an, quatre chevaux par semaine ; il leur fallut six semaines pour s'engraisser. Ainsi, on peut compter au delà de deux chevaux deux cinquièmes par porc. Je dois cependant observer que ces chevaux étaient petits et maigres, et n'allaient l'un dans l'autre qu'à 160 kilogrammes au plus. Il en résulte donc qu'un porc de cet âge peut consommer 384 kilogrammes de chair en six semaines, ce qui revient à 64 kilogrammes par semaine, et conséquemment 8 kilogrammes à peu près par jour.

Lorsqu'en même temps on donne des grains ou des pommes de terre aux porcs nourris de cette manière, le lard en devient plus ferme.

Engrais à la glandée.

Le moyen le moins dispendieux d'engraisser les porcs, c'est de les laisser à la glandée. Le chêne porte des glands que les porcs mangent volontiers, et le hêtre des faînes, qui leur sont aussi très agréables. Les glands, dit-on, rendent le lard plus ferme et la graisse plus dure que les faînes, qui produisent un lard doux et mollasse, soit qu'on le fume, soit qu'on le conserve au garde-manger. On prétend aussi que les châtaignes de ménage forment un lard agréable ; mais les cocos et le sagou donnent le plus délicieux.

Nos forêts sont généralement composées d'un mélange de hêtres et de chênes, ce qui rend le lard résultant de

---

(1) Depuis long-temps l'on nourrit et l'on consomme, à l'Ecole vétérinaire d'Alfort, des porcs qui n'ont presque d'autre nourriture que la chair des chevaux qui ont servi aux dissections anatomiques et à l'étude de la pratique des opérations chirurgicales.

la glandée meilleur dans les années où ces deux sortes d'arbres donnent du fruit, que quand le hêtre porte seul. La glandée est très incertaine, car elle est sujette à éprouver de grands déchets par les vents violens, qui abattent les fruits avant le temps, et par les gelées précoces. La sécheresse, dans le temps de la glandée, est aussi préjudiciable aux porcs; ils ne peuvent pas alors fouger la terre pour trouver des reptiles et des insectes, et ils perdent ainsi beaucoup. Dans certains endroits, les glands sont en si grande abondance, qu'on les ramasse pour servir d'engrais aux porcs renfermés sous le toit.

Pour retirer des glands la plus grande utilité possible, relativement à l'engrais des porcs, il faut les drécher. Pour cela, il faut creuser une fosse, y jeter les glands, les arroser d'eau, en y associant un peu de sel de cuisine, les enterrer et les laisser jusqu'à ce qu'ils aient germé; alors on les retire de la fosse; on les fait sécher, sans cependant les rôtir, on les concasse, et, lorsqu'on veut les donner aux porcs, on les délaie dans l'eau. Les glands ainsi dréchés peuvent se conserver d'une année à l'autre, ce qui est très important, attendu que les chênes, quelque fertiles qu'ils soient, ne portent ordinairement que tous les deux ans. Comme cet aliment est extrêmement nutritif, on n'en donne que peu à la fois, et on alterne avec d'autre nourriture.

On peut aussi concasser les glands sans qu'ils aient germé; mais l'expérience a fait voir qu'alors ils ne nourrissent pas autant qu'employés de l'autre manière. C'est une vieille tradition, que la truie pleine avorte lorsqu'elle est nourrie de glands; mais des observations plus récentes démentent cette opinion.

De l'engrais avec des fruits.

Dans certaines contrées, il se trouve dans les forêts des pommes et poires, ainsi que des prunes sauvages, en si grande abondance, qu'on pourrait les employer à l'engrais des porcs. Il faut, au préalable, écraser les fruits et les mettre en état de fermentation, parce qu'autrement ils seraient peu nutritifs.

Le déchet qui provient de la préparation du moût peut aussi servir d'aliment aux porcs, lorsqu'il est à l'état de fermentation; cependant les anciens ménagers observent que le lard en devient mollasse, et qu'il faut toujours terminer cette manière de nourrir par un aliment de plus de consistance. Enfin, les marrons d'Inde sont également susceptibles de fournir un aliment au porc, après qu'on les a fait bouillir pour leur enlever l'âcreté; mais on a observé que ceux qui en sont nourris ne donnent que très peu de graisse.

De l'engrais avec des racines.

Les racines qu'on emploie à l'engrais des porcs sont les carottes jaunes, les panais, la bette ou la poirée rouge, la poirée blanche, les pommes de terre et les choux-raves; de tous ces alimens, la carotte jaune est le plus nourrissant.

Pour que les racines fournissent aux porcs une nourriture avantageuse, il faut, au préalable, les faire bouillir, ensuite les brouiller ou délayer. En préparant les pommes de terre, il faut avoir soin de jeter l'eau dans laquelle elles ont bouilli, et ne pas s'en servir pour leur délaiement, vu que cette eau les rend dégoûtantes pour les porcs. Les pommes de terre, étant bouillies, se retirent d'abord de l'eau, et sont écrasées et délayées pendant qu'elles sont encore chaudes.

864 litres de carottes jaunes nourrissent plus que 288 litres de pois : il faut une plus grande quantité de bettes ou poirées que de carottes jaunes. J'ai reconnu que la bette, ou poirée rouge, est meilleure que la blanche pour l'engrais. Pour que les pommes de terre engraissent bien les porcs, il faut y associer du son ou de l'orge concassée. *Young* a démontré, par ses expériences, qu'à quantité égale, les pommes de terre nourrissent plus mal que le sarrasin. Quelques économes calculent, pour l'engrais d'un porc, sur 1440 litres de pommes de terre, et ils pensent que cette quantité n'engraisse pas autant que 576 litres d'orge. D'autres prétendent, au contraire, que 1152 litres de pommes de terre engraissent autant que 576 litres d'orge, et c'est ce que mes expériences ont confirmé; mais il paraît que les pommes de terre rendent le lard plus mollasse.

De l'engrais avec des légumes.

Les pois, les lentilles et les féveroles sont les légumes qui s'emploient le plus communément à l'engrais; mais, entre tous, les pois sont préférés pour cet usage : ils rendent le lard ferme et succulent, tandis que les autres légumes lui donnent une certaine âpreté.

Les pois sont, chez nous, l'aliment commun des porcs, et la majeure partie en est nourrie. On compte 284 litres de pois pour de petits porcs de 65 à 80 kilogrammes; il en faut 432 litres pour les gros, lorsqu'on veut les rendre bien gras. Il faut quelque chose de plus de lentilles et de féveroles; mais pour que le lard devienne savoureux par ce genre de nourriture, il est nécessaire de terminer l'engrais par une portion d'orge. On donne, dans quelques endroits, les pois entiers, dans d'autres concassés ; mais on prétend qu'ils engraissent davantage en les faisant germer, ensuite sécher, et finalement moudre ou réduire en farine. Il résulte de cette dernière méthode une épargne de 144 litres sur 432. Les féveroles s'échauffent facilement, ce qui oblige à les remuer souvent.

De l'engrais avec des grains.

Le seigle, l'orge, l'avoine et le sarrasin sont les espèces de grains qui servent le plus communément à l'engrais des porcs. Le seigle se donne ou moulu ou ramolli ; l'orge et l'avoine sont, pour l'ordinaire, concassées, et le sarrasin moulu.

De tous les grains, le seigle est celui qui nourrit le plus ; 432 litres de ce grain nourrissent mieux que 576 litres d'orge, et que 720 litres de sarrasin. Le seigle ramolli plaît moins aux porcs que réduit en farine, et il ne leur profite pas non plus autant ; cependant, lorsqu'on ne veut pas réduire ce grain en farine, il convient de le faire bouillir. Les ménagers allemands prétendent qu'il est avantageux de faire germer le seigle, parce que les porcs le mangent plus volontiers dans cet état, et qu'il les engraisse deux fois autant que les grains non germés.

L'orge n'engraisse pas autant que la drêche : il y a, en conséquence, de l'avantage à la drêcher avant de l'employer. D'après mes expériences, 2 kilogrammes d'orge ramollie donnent un demi-kilogramme de lard.

L'avoine a besoin d'être un peu concassée ou ramollie ; car autrement les porcs la jettent après l'avoir sucée. En la ramollissant, il faut y répandre du sel par couches, et la laisser jusqu'à ce qu'elle fermente un peu. On prétend avoir remarqué que le lard produit par l'avoine est plus mollasse que celui qui provient de l'orge.

J'ai reconnu, à l'engrais des oies, que le rapport entre l'avoine et l'orge pour l'engrais est de 40 à 48 ; c'est à dire que 20 kilogrammes d'orge donnent autant de graisse que 24 kilogrammes d'avoine.

CINQUIÈME SECTION.

DES MALADIES DES PORCS.

De la maladie vermineuse.

On trouve dans le canal intestinal des gorets, et même des porcs plus âgés, dont les organes digestifs sont énervés, diverses espèces de vers, comme l'*ascaris*, le *tænia*, l'*echinorynchus*, le *trichocephalus*. La présence de ces vers entretient l'animal dans un état continuel de maigreur, malgré sa voracité ; elle lui occasione même quelquefois une forte toux, rend ses excrémens tantôt liquides, tantôt épais, et, dans l'un et l'autre cas, mal digérés ; enfin, elle détermine des accès de colique, état que le porc annonce par de l'inquiétude, des cris, une

6.

agitation indéterminée, et parfois par des convulsions, comme s'il avait une attaque d'épilepsie.

Le traitement de cette maladie doit avoir pour but, d'une part, de détruire les vers ; de l'autre, de redonner du ton au canal intestinal affaibli.

De tous les remèdes vermifuges connus jusqu'à ce jour, le plus facile à administrer au porc, animal auquel il est si dangereux de faire passer des médicamens par la bouche, c'est l'étain râpé. On mêle 4 décagrammes d'étain râpé au son, ou autre aliment solide, que le porc avale facilement. Ce remède doit être continué pendant trois à quatre jours consécutifs ; il faut en même temps donner à l'animal malade une décoction amère d'absinthe ou de tanaisie, et mêler un peu de sel dans sa nourriture.

Lorsqu'on veut traiter chaque porc séparément, sans trop d'embarras, on obtient de bons effets de la composition suivante :

On prend 4 grammes de muriate de mercure doux ; 4 *idem* d'aloès ; 4 *idem* de suie luisante ; 1 décagramme 6 grammes de sel marin ou muriate de soude. On mêle le tout ensemble avec de la farine et de l'eau, et l'on en fait une boulette ou pilule qu'on donne au porc encore à jeun. Ce remède se continue pendant trois à quatre jours, et, au bout de ce temps, il purge l'animal : lorsqu'on cesse de l'administrer, il est utile de mêler à la nourriture du porc une décoction amère d'absinthe ou de tanaisie.

Le remède de *Chabert* contre les vers, consistant en huile de térébenthine, pourrait aussi être employé ; mais il est un peu dangereux de donner de cette composition en état liquide, attendu qu'elle entre facilement dans la trachée du porc, ce qui l'étouffe. Je conseillerais donc d'en faire des pilules, au moyen du son, qu'on mêle, à cet effet, en quantité suffisante avec 4 grammes de cette substance. On fait bouillir ensemble les deux substances, et on en fait ensuite des bols, au moyen d'un œuf et d'un peu de farine, pour lier les bols.

De la ladrerie ou des glandines.

Cette maladie est caractérisée par des hydatides (*cysticercus cellulosus*) qui se trouvent dans le lard, où elles forment de petits boutons blancs ou bleuâtres, qu'on prenait autrefois pour des glandes. Ces hydatides affaiblissent tellement le porc, qu'il ne peut pas prendre de graisse ; et si elles s'établissent dans le gosier ou dans la bouche, elles lui donnent une voix rauque : elles se manifestent quelquefois en si grande quantité autour des mâchoires, du cou et du ventre, qu'elles donnent un aspect gras à ces parties. On prétend aussi avoir remarqué que les porcs ladres frottent souvent leurs dents. Les sangliers sont sujets à cette maladie, aussi bien que les porcs domestiques.

Tout ce qui affaiblit le porc peut donner lieu à la ladrerie, comme à toute autre maladie vermineuse. Par contre, la bonne nourriture et des soins sont propres à la prévenir, et peuvent contribuer à la faire cesser. Elle n'attaque en général ni les porcs bien jeunes ni les bien vieux ; les gorets, issus de père et mère affectés de cette maladie, y sont plus exposés que ceux provenant de père et mère sains.

Tout remède excitant et fortifiant peut contribuer à guérir la ladrerie ; mais l'antimoine du commerce ou sulfate d'antimoine, le sucre de Saturne, ou acétate de plomb, et le verdet ou acétate de cuivre, sont généralement réputés remèdes radicaux contre cette maladie.

On réduit l'antimoine en poudre, et on le mêle à la nourriture journalière, à la dose de 8 grammes pour chaque porc âgé d'un an. Ce remède doit être continué plusieurs jours, même plusieurs semaines ; il est cependant bon de l'alterner, en le remplaçant de deux jours l'un par 1 décagramme 6 grammes de sel marin et autant de moutarde mêlés ensemble, qu'on répand également sur la nourriture journalière.

Le verdet étant une drogue très astringente, il convient de l'employer avec beaucoup de circonspection : il faut en donner 4 grammes tous les trois jours à un porc âgé d'un an, et continuer ce remède alternativement avec le sel marin et la moutarde, de la manière ci-dessus prescrite, pendant quinze jours ou trois semaines.

Le sucre de Saturne est encore plus dangereux que le verdet ; aussi n'en emploie-t-on à la fois que 2 grammes, qu'on administre de la même manière que le verdet.

Aussitôt que le porc commence à profiter de sa nourriture et qu'il cesse d'avoir la voix rauque, il y a espoir que la maladie est en train de guérison. Au reste, quand même on tuerait un porc atteint de la ladrerie, son lard n'est point nuisible à la santé de l'homme, et il peut être mangé sans le moindre danger. Il est certain toutefois que si les hydatides se trouvent en grande quantité dans le lard, il sera naturellement moins ferme, et conséquemment moins savoureux (1).

---

(1) M. *Huzard* fils, dans sa *Nosographie vétérinaire*, dit que c'est à prévenir et non à guérir la maladie qu'il faut s'attacher. Si donc un porc donnait quelque signe de ladrerie, le meilleur moyen serait de le placer dans un toit très sain, de le mettre de suite à l'engrais par la

Des hydatides.

En ouvrant le corps d'un porc mort, on découvre souvent des hydatides dans la cavité de la poitrine, dans le péricarde, au bas-ventre, et surtout au foie. On ne peut deviner dans l'animal vivant la présence de ces hydatides : on les remarque dans les animaux qui ont été soumis à un mauvais régime et engraissés avec une nourriture peu stimulante ; heureusement qu'ils ne portent aucun préjudice à la viande, excepté cependant quand ils accompagnent la ladrerie, ce qui est très souvent le cas.

Comme on ne peut les soupçonner pendant la vie de l'animal, il n'y a rien à prescrire : ce qui résulte seulement de ceci, c'est qu'il ne faut pas laisser les porcs dans de mauvais toits, dans de mauvaises localités, et qu'il faut toujours les bien nourrir ; c'est que, si l'on s'aperçoit que les porcs perdent de leur énergie, de leur vigueur, de leur santé, il faut de suite changer tout régime habituel contre un meilleur, si on ne veut pas se mettre dans le cas d'éprouver de pertes.

Des vers aux oreilles.

Les oreilles des porcs, surtout de ceux qu'on nomme oreillards, sont sujettes à se fendre quand elles sont exposées à l'ardeur du soleil. Les mouches sont attirées par ces espèces de plaies, et y déposent leurs œufs, desquels naissent des vers qu'on trouve aux oreilles.

Cet accident n'est point dangereux. On y remédie en

---

nourriture la plus convenable, telle que les farineux, et de le sacrifier, aussitôt qu'il serait en état, pour le faire consommer comme viande fraîche, et non pour le saler et le fumer.

enduisant les parties blessées avec un mélange de deux portions de goudron, et d'une d'huile de térébenthine. L'huile détruit les vers, et le goudron chasse les mouches.

Des caillots de sang aux oreilles.

Les oreilles des porcs s'enflent parfois considérablement, et, en y regardant, l'on découvre une tumeur contenant une liqueur fluide. On ouvre cette tumeur qui, pour l'ordinaire, est la suite d'une morsure ; on trouve qu'elle renferme du sang. L'ouverture faite, on y injecte de l'eau de vitriol bleu ou sulfate de cuivre, et la plaie guérit ensuite d'elle-même.

De la pourriture des soies.

La pourriture des soies est une maladie scorbutique du porc. On trouve, chez l'animal qui en est atteint, un affaiblissement total des forces vitales, qui s'annonce par la lassitude, la paresse et une diminution d'appétit. La gencive est enflée et flasque, et, au moindre contact, il en sort un sang noirâtre. La peau est molle, et le lard qu'elle couvre cède à l'impression du doigt. Lorsqu'on arrache des soies, on en trouve les racines ou bulbes noires et sanguinolentes, au lieu qu'elles sont fauves lorsque le porc se porte bien.

Les porcs d'engrais sont exposés à la pourriture des soies, lorsqu'on les tient renfermés durant l'engrais dans des porcheries où règne un air humide, et qu'on ne varie pas leurs alimens.

Comme cette maladie, qui consiste dans un affaiblissement général et dans la corruption des humeurs de l'animal, est la suite du séjour dans un air malsain, de la malpropreté et du défaut de mouvement long-temps prolongé , il faut aussi beaucoup de temps pour en effacer les traces , à l'aide d'un régime opposé.

Il faut d'abord changer la nourriture donnée jusqu'alors au malade , si elle a toujours été la même , et lui en substituer une également substantielle , mais d'une autre espèce, à laquelle on associe des herbages ou du fruit , que le porc mange volontiers.

On fait sortir le malade à l'air libre , et on le oge dans une étable propre.

Si c'est dans la belle saison , il faut lui faciliter les moyens de se plonger dans l'eau.

On mêle journellement dans sa nourriture la quantité de 2 à 3 kilogrammes d'une décoction d'une plante amère quelconque, en y associant une égale quantité de lait de chaux. La décoction indiquée pourra se faire ou de *myrica gale*, ou d'absinthe, ou de trèfle d'eau (*menyanthes trifoliata*), ou de saule, ou d'écorce de chêne.

Le lait de chaux se prépare en mettant 1 kilogramme de chaux vive avec de l'eau, dans un vase où on laisse ce mélange pendant vingt-quatre heures, en ayant soin de le remuer une couple de fois durant ce temps , au bout duquel on verse cette eau, qui est alors parfaitement limpide, dans la nourriture de l'animal.

L'expérience a aussi démontré que 8 grammes d'alun dissous dans l'eau, et donnés chaque jour au malade de la même manière que le lait de chaux, sont également un remède avantageux.

Il faut des semaines pour guérir cette maladie par ce moyen ; dans l'arrière-saison, elle montre même plus d'opiniâtreté qu'au printemps. Lorsqu'elle attaque un porc d'engrais qui est près d'avoir toute sa graisse, il vaut mieux le tuer que de chercher à le guérir , attendu que la chair des animaux qui en sont affectés n'est point malsaine, et que leur guérison donne lieu à une perte assez considérable.

De la petite-vérole.

L'expérience a fait voir que le porc est sujet à la même petite-vérole que l'homme; cette maladie présente, en effet, les mêmes caractères, et suit la même marche dans cet animal que dans l'homme.

Le porc atteint de la petite-vérole se montre d'abord plus paresseux qu'à l'ordinaire; il baisse la hure, porte ses oreilles en arrière, et n'entortille plus sa queue; les soies sont hérissées et d'un aspect graisseux; les yeux sont ternes et la respiration devient difficile; l'appétit a diminué. Vers le troisième ou quatrième jour, les accès de fièvres redoublent et la respiration est gémissante; on aperçoit de la raideur aux jointures, de la rougeur dans les yeux, de l'enflure à leur circonférence, ainsi qu'à la hure et au cou. Il se manifeste alors ordinairement, chez les porcs blancs, des taches rouges sur la peau, lesquelles grossissent jusqu'au sixième jour, où elles commencent à pâlir au centre et à suppurer, de sorte qu'au bout du neuvième ou dixième jour, les boutons sont tout blancs et couverts d'une croûte qui commence à tomber au douzième.

Il résulte des observations que j'ai eu occasion de faire sur la petite-vérole des porcs, qu'elle peut aussi devenir maligne et confluente chez ces animaux.

Dans les endroits où la petite-vérole se montre parmi les hommes, il faut prendre garde de répandre cette maladie contagieuse parmi les porcs, au moyen de vieilles hardes, ou en jetant la paille provenant des lits qui ont servi à des malades atteints de la petite-vérole.

Toutes les fois que cette maladie se manifeste parmi les porcs, il faut d'abord séparer ceux infectés d'avec ceux qui sont sains, et vacciner ceux-ci.

La petite-vérole des porcs, dont le docteur *Ruling* a fait le tableau, est parfaitement identique avec celle des hommes. Selon lui, les porcs ne sont sujets qu'une fois à cette maladie; mes expériences, au moyen de l'inoculation, m'ont confirmé la vérité de cette assertion. Le même *Ruling* nous rapporte que les petites-véroles qu'il a observées exerçaient principalement leurs ravages sur les gorets, mais que cependant de vieux porcs en étaient aussi atteints quelquefois.

Il faut donner aux porcs attaqués de la petite-vérole une loge tempérée et propre, pourvue d'une litière suffisante. Si ce sont de vieux animaux, il faut leur donner du lait acidulé à boire, et à défaut associer du levain à l'eau. Même boisson se donne aux truies lorsque leurs petits sont atteints de cette maladie. Si l'éruption de la petite-vérole est lente, un émétique composé d'ellébore blanc fera un grand effet, 2 à 3 centigrammes suffisent aux gorets, et 6 à 7 aux gros porcs; il faut tâcher d'administrer ce remède dans du lait frais. Un vésicatoire appliqué au côté intérieur de la cuisse ferait aussi un bon effet. Si la petite-vérole est noire et confluente, alors il convient de donner à boire aux animaux malades un apozème amer, composé d'absinthe et de racine d'angélique, auquel on ajoute du vinaigre; on leur en donne aussi en lavement. Quand les yeux du porc se collent, il faut avoir soin de les tenir constamment propres au moyen du lavage avec du lait frais.

Cette maladie exige plus encore des soins convenables que des remèdes. De fortes chaleurs sont aussi pernicieuses aux malades que de grands froids; il faut les préserver de ces deux extrêmes. Un temps et une litière humides rendent la maladie maligne et dangereuse : aussi convient-il de renouveler souvent la paille.

Le cours de ventre qui se montre vers la fin de la maladie tourne à l'avantage de l'animal et non à son détriment. Ce n'est que quand il dure long-temps et que les excrémens deviennent fétides qu'il est dangereux; alors il faut donner aux porcs l'apozème indiqué. Lorsque les boutons varioliques ne sortent pas ou qu'ils rentrent subitement, cela annonce que la maladie est mortelle : elle se termine également par la mort si à la fin il survient une fièvre lente.

De la bosse ou des soies.

Les porcs attaqués de cette maladie ont des accès de fièvre. Les battemens du cœur et des artères sont fréquens, le souffle est chaud, la respiration accélérée, l'appétit peu considérable, même nul, et le malade annonce sa douleur par le grincement des dents. Au cou, derrière et sous les parotides, douze à quinze soies et plus se dressent en touffes et se distinguent des autres soies non seulement par leur érection, mais encore par une teinte plus terne. L'endroit où les touffes se hérissent et blanchissent chez les porcs blancs est gros comme une fève à peu près. Lorsque les accès de fièvre redoublent, que la léthargie et la faiblesse de l'animal augmentent, et que l'haleine devient chaude et puante, ces symptômes sont les avant-coureurs de la mort, dont l'approche s'annonce par de fortes convulsions.

Tout ce qui affaiblit les forces vitales de l'animal peut produire cette maladie, qui est non seulement dangereuse en elle-même, mais encore contagieuse. Ainsi, trop ou trop peu de mouvemens, un air malsain, de la mauvaise nourriture, ou la disette, soit d'aliment, soit

au dans les fortes chaleurs, sont autant de causes pro-
es à la déterminer.

Il faut séparer les animaux sains des malades, et don-
r aux premiers une décoction de plantes amères, mê-
: avec du sel dans la nourriture : du lait aigre leur
vient aussi beaucoup, s'ils ne sont pas accoutumés à
 aliment.

Le malade doit avoir, toutes les trois heures, la quantité
 3 hectogrammes d'une boisson composée de 2 kilo-
ammes de tisane ou extrait d'absinthe, et d'un demi-
logramme de vinaigre.

Il faut enfoncer un fer rouge aux endroits décolorés,
sez profondément pour atteindre jusqu'aux parties sai-
s : pour faire tomber l'escarre qui en résulte, il faut
duire la partie brûlée de graisse, ou de beurre, ou
une huile grasse; après quoi, on se sert pour les plaies
: l'eau de vitriol bleu.

Les porcs qui meurent de cette maladie doivent être
terrés corps et poils, attendu que l'attouchement im-
édiat de leur chair peut communiquer la contagion à
autres, et même aux hommes.

D'après ces circonstances, il est évident que la soie est
ne maladie charbonneuse.

De la boucle (the gargus) *des Anglais.*

Cette maladie commence par des accès de fièvre vio-
ns, le dégoût, des grincemens de dents, la faiblesse,
u'on reconnaît à l'immobilité du porc qui en est at-
eint, à sa tête baissée, ou à la nonchalance avec laquelle
 reste couché. Il se manifeste dans un point quelconque
e la bouche une vésicule blanchâtre, qui, à la longue,
evient brune, noirâtre et gangrenée, et qui finit par

tomber; la gangrène se communique bientôt aux parties
voisines et fait périr l'animal.

Cette maladie est de la même nature que la bosse ou
les soies, dont nous avons parlé, et provient des mêmes
causes.

Aussitôt qu'on découvre cette maladie, il faut ouvrir
la bouche du porc, crever la vessie avec un instrument
quelconque, et frotter l'endroit avec une saumure ou de
l'acide sulfurique affaibli, ou bien avec du sel ammoniac
dissous soit dans le vinaigre, soit dans une forte infusion d'absinthe ou de quelques autres plantes amères.

Il faut donner à boire aux malades des remèdes acides
et amers, et les leur faire avaler de force s'ils ne veulent
pas les prendre eux-mêmes.

La tisane ci-dessus mentionnée, dont on se sert pour
les soies ou la bosse, peut aussi être employée ici.

Il faut entretenir les évacuations alvines par des lavemens stimulans composés d'eau et de sel. Lorsque la plaie
ne s'élargit pas, mais blanchit, que le pouls se ralentit,
et que l'animal malade montre de l'enjouement, le
danger est passé. Dans le cas contraire et lorsque la
faiblesse augmente malgré l'application de ces remèdes,
la maladie se termine par la mort; le cadavre doit être
enterré avec les mêmes précautions que dans le cas de
mort par suite de la bosse ou des soies.

Des aphthes et du mal au pied.

Le porc, comme tous les autres animaux ongulés ou
fissipèdes domestiques, est sujet à l'inconvénient d'avoir
des plaies blanchâtres autour du groin, au palais, à la
langue, et des plaies malignes entre les ongles.

Cette maladie s'annonce par le dégoût, une bouche
baveuse, une digestion difficile et le boitement de l'un

ou l'autre pied ; parfois les glandes salivaires de la cavité du menton s'enflent, dès lors l'écoulement de la salive est augmenté, les plaies sont nombreuses, grosses et larges. L'animal n'est souvent affecté que de plaies à la bouche, sans en avoir entre les ongles : il peut, par contre, en avoir de celles-ci et non pas des autres. Dans le premier cas, il n'a que les aphthes, et dans le dernier, que le mal au pied ; mais dans un troupeau où ces maladies règnent, il se trouve beaucoup d'animaux qui souffrent de l'un et de l'autre accident à la fois.

Cette maladie peut naître de la température, du régime, de la nourriture, et en général de toute cause propre à affaiblir l'animal. Les aphthes et le mal au pied attaquent ordinairement plusieurs porcs à la fois, même diverses espèces d'animaux à une même époque, vu que les cau es en sont communes.

Des expériences m'ont prouvé que cette maladie n'est pas contagieuse et qu'elle est rarement mortelle.

Les plaies dans la bouche proviennent de vésicules blanches ; le bord en est blanchâtre et le fond rougeâtre : quelquefois celui-ci est noirâtre ou blanchâtre. Elles sont tantôt de la grosseur d'un pois, ou plus larges et d'une figure irrégulière. Ces plaies se guérissent d'elles-mêmes aussitôt que la digestion est rétablie ; dans le cas où elles prendraient un mauvais aspect, il n'y aurait qu'à les laver avec une forte saumure.

Les plaies entre les ongles rendent un pus ténu, aqueux et infect ; elles sont, pour l'ordinaire, accompagnées de tumeurs inflammatoires à la circonférence de la couronne, et c'est alors que le boitement devient sensible. Lorsque la maladie est peu considérable et attaque plusieurs porcs, il n'est point nécessaire et il serait d'ailleurs trop long de traiter chaque porc en particulier. En pareille circonstance, il faut pousser ces animaux dans l'eau deux à trois fois par jour; cela suffit ordinairement pour nettoyer et guérir les plaies et pour détruire les enflures.

Si quelque individu venait à être fortement attaqué du mal au pied, il faudrait chaque jour laver les plaies avec de l'eau de vitriol bleu, et les en injecter si elles formaient un canal. Dans le cas où l'enflure s'étendrait beaucoup autour du pied, on l'envelopperait d'une bouillie de son et d'eau de Saturne, et à défaut de celle-ci, de fumier de vache. Il faut, lorsque la plaie se fait une route sous la sole du pied, enlever la partie de corne soulevée, après laver la plaie avec de l'eau de vitriol bleu, et la panser ensuite avec de l'étoupe au moyen d'un bandage.

Comme il est très difficile d'administrer des médicamens à cet animal, c'est par le régime diététique qu'il faut combattre la plupart de ses maladies. Dans celle-ci, il faut changer complétement la nourriture et la remplacer par des alimens que l'animal appète beaucoup, mais donnés en petite quantité. Il faut toujours aussi, préalablement à tout, le placer dans un endroit ou toit très sain. Les racines cuites et tous les alimens d'une facile digestion sont ceux qu'il faut donner de préférence. Il serait utile aussi de leur donner à boire chaque jour 1 kilogramme d'une décoction d'absinthe.

De l'onglet dans les yeux.

Le porc, comme l'on sait, a de petits yeux. Aussi perd-il quelquefois momentanément la vue par suite d'une inflammation qui fait tuméfier et pousser sur l'œil la membrane clignotante (*membrana nictitans*), ou la troisième paupière. Cette inflammation, qui est connue sous le nom d'onglet, se distingue par l'avancement considérable de la membrane clignotante sur le coin interne de l'œil, par la rougeur de l'œil même, par la démarche mal assurée du malade, et par son peu d'envie de manger.

Ce dernier symptôme fait croire, dans quelques lieux, au cultivateur peu instruit, que tout porc qui refuse la nourriture a l'onglet dans les yeux, et alors c'est un remède employé dans quelques ménages de tailler la membrane clignotante. Cette opération se fait au moyen d'une petite pièce de monnaie qu'on place sous cette membrane dans l'œil, et d'une aiguille enfilée qu'on passe à travers la membrane clignotante pour la tirer fortement hors de l'œil, afin de la couper. Dans ce cas, c'est une opération insignifiante, parce que la perte de l'appétit est due à tout autre cause, et que l'enlèvement de la troisième paupière, qui est bien saine, ne peut rien faire à la maladie qui prive le porc de son appétit.

Dans le cas, au contraire, où c'est la troisième paupière qui est enflammée et gonflée, l'opération n'est qu'une opération barbare et inutile. Le changement de local, le placement du porc dans un toit plus sain, et la diminution de la nourriture pendant quelques jours suffiront pour faire cesser l'inflammation, surtout si l'on ajoute à ces premiers soins celui de bassiner doucement l'œil, deux à trois fois par jour, avec une liqueur composée de 4 grammes de vitriol blanc ou sulfate de zinc, dissous dans un kilogramme d'eau.

De la teigne des cochons de lait.

Les gorets qui tètent encore, lorsqu'on nourrit trop la mère, tout comme les cochons de lait auxquels on donne une nourriture trop abondante, sont sujets à une espèce de teigne, qui se manifeste autour des yeux et en plusieurs endroits du corps, sous la forme d'une croûte bru-

nâtre, au dessous de laquelle se trouvent des plaies sup-
purantes ; les yeux se collent ordinairement dans cette
maladie.

La cause de cette teigne nous indique le moyen de la
guérir. Si ce sont des cochons de lait qui en sont atteints,
il faut diminuer leur nourriture et y mêler 4 grammes de
sel et autant d'antimoine pour chaque individu par jour.
Si elle affecte des gorets qui tètent encore, on diminuera
la ration de la mère, et on lui donnera le triple de cette
dose. Il faut, du reste, nettoyer et bassiner les plaies avec
de l'eau tiède, et amollir les yeux collés avec du lait tiède.

De la gale.

Lorsqu'il vient au porc des vésicules à la superficie
du corps, particulièrement aux aisselles et à la face intérieure de la cuisse ou de la hanche, et que ces vésicules
rendent du pus, forment une croûte, et lui occasionent de
la démangeaison, c'est une preuve qu'il est atteint de la
gale ou rogne.

Quand les plaies galeuses s'étendent et confluent,
qu'elles suppurent beaucoup, et rendent la peau épaisse
et lardeuse, c'est une marque que la gale est maligne et
très difficile à guérir.

La gale est causée par la mauvaise nourriture, et se
communique par la contagion. Non seulement un porc
peut infecter un autre porc, mais cette maladie peut aussi
passer d'une espèce d'animal domestique à une espèce
différente, et il n'est pas rare que les porcs prennent la
gale en se vautrant dans le fumier de brebis, de bêtes à
cornes ou de chevaux galeux(1).

La gale encore naissante, quand elle n'est pas ma-

(1) Toutes ces idées sont contestées par beaucoup d'auteurs.

ligne, se guérit en bassinant pendant quelques jours consécutifs le porc galeux avec une forte décoction de tabac noir bouilli dans l'eau. Une décoction de 6 décagrammes 4 grammes d'ellébore blanc dans 1 kilogramme d'eau fait aussi un bon effet.

Si la gale est enracinée et maligne, sans pourtant former de grosses plaies, le remède le plus efficace et le plus spécifique, mais en même temps le plus dangereux, et dont il faut conséquemment user avec beaucoup de prudence, se compose de 2 kilogrammes de vinaigre, 1 kilogramme d'eau et 32 grammes d'arsenic bouillis ensemble jusqu'à la dissolution de l'arsenic. Les endroits galeux sont baignés de ce vinaigre arsenical ; mais lorsque l'animal a la gale par tout le corps, il faut se garder d'en bassiner toute la surface à la fois ; on se borne à en bassiner seulement un côté le premier jour, et l'on réserve l'autre pour le second. Ce remède est si efficace, qu'il est rare qu'on ait besoin d'en bassiner l'animal rogneux plus de deux fois, car la gale disparaît très souvent dès la première.

Le bassineur doit bien faire attention à ce qu'il n'ait point de plaies ouvertes aux mains ; qu'un porc bassiné ne lèche pas l'autre ; qu'en bassinant il ne se répande aucune partie de la liqueur qui pourrait être avalée par d'autres animaux ; le restant doit être étiqueté *poison*, et serré avec précaution pour que personne n'en puisse faire usage, attendu que le vinaigre arsenical est un poison violent (1).

---

(1) Le remède indiqué ici est extrêmement dangereux à employer, et nous conseillons de n'en pas faire usage. Il faut changer le porc de local, le tenir à une bonne nourriture, le laver souvent avec de l'eau tiède dans les commencemens quand la peau est douloureuse, et ensuite quand elle ne l'est plus, la frotter vigoureusement avec une

Les plaies galeuses s'enduisent d'onguent mercuriel, dont on mêle 32 grammes avec 8 grammes d'alun pulvérisé. J'ai aussi pratiqué, pour la gale des animaux, un onguent composé d'un kilogramme de goudron et $\frac{1}{2}$ kilogramme de savon vert fondus ensemble. On enduit les endroits galeux de cet onguent une fois pour toutes; au bout de quelque temps, les ulcères se sèchent, la croûte tombe, et l'animal est guéri; on lave alors l'animal avec de l'eau tiède, et s'il se trouvait quelque endroit qui ne fût pas encore guéri, on répéterait la même opération.

De la maladie pédiculaire (phthiriasis).

Le porc, de même que les autres animaux domestiques, peut devenir pouilleux, par suite de la malpropreté et de la mauvaise nourriture. Même les porcs bien nourris et bien traités prennent cette vermine, en vivant, habitant ou se vautrant avec ceux qui en sont infectés. Les porcs pouilleux se frottent, sont maigres et hâves, et ne profitent point de la nourriture qu'ils prennent. Dans ce cas, le remède est tout simple : un meilleur régime et la propreté ont bientôt fait disparaître la maladie.

Mais si la maladie pédiculaire est proprement la suite d'une très grande débilité du porc, la vermine fourmille alors dans toutes les parties du corps, se fraie, en rongeant, un passage sous la peau, sort par le nez, la bouche, les yeux, et même peut être évacuée avec les urines et les excrémens (1).

---

brosse très grossière, et enfin enduire la peau d'huile ou de graisse. En répétant ce traitement deux fois par jour, la gale est bientôt guérie. On peut employer les onguens qu'indique plus loin l'auteur.

(1) Est-ce bien vrai? Dans ce cas, il faut, je crois, tuer l'animal et

Il y a bien peu d'espoir de sauver un animal atteint de la vraie maladie pédiculaire; car, quand même on détruirait cette vermine au moyen de spécifiques convenables, l'animal est affaibli à un tel degré, que la maladie revient bientôt à la charge. On peut cependant employer le remède suivant :

Il faut faire avaler au porc 8 grammes d'éthiops minéral (*sulfure de mercure*) mêlé de 3 décagrammes 6 grammes de sel marin, et bassiner les endroits vermineux avec le vinaigre arsenical, indiqué dans le paragraphe précédent.

De la démangeaison aux oreilles.

Les porcs expriment qu'ils éprouvent une démangeaison aux oreilles quand ils grattent l'intérieur et l'extérieur de cette partie, au moyen des pieds postérieurs, et quand ils portent la hure obliquement, tantôt d'un côté, tantôt de l'autre. En examinant les oreilles de ces porcs, on trouve qu'elles sont rouges, tant en dehors qu'au dedans; parfois aussi elles rendent une humeur infecte. Si l'on ne remédie pas à temps à cette affection, la surface intérieure de l'oreille viendra à suppurer, et le pus pénétrera jusqu'aux organes auriculaires.

On peut guérir cet accident en bassinant la partie malade avec de l'eau de Saturne (extrait de Saturne affaibli au moyen de l'eau), et en poussant au fond de l'oreille une éponge trempée de cette liqueur. On continuera chaque jour de cette manière jusqu'à la guérison.

De l'exanie (exania), *chute du rectum.*

Quand le rectum se retourne et représente la figure

---

l'enfouir au pied d'un vieil arbre fruitier, pour redonner de la vie à cet arbre.

d'un boudin au dehors du canal intestinal ou à l'ouverture de l'anus, c'est ce qu'on appelle l'*exanie*.

Cet accident peut être produit par un relâchement à la partie inférieure du rectum, occasioné par une trop grande accumulation d'un excrément dur, ou par un cours de ventre trop long-temps prolongé ; il peut aussi être l'effet d'un ténesme qui a irrité ou échauffé cette partie. Les hémorrhoïdes, dont il sera parlé ci-après, peuvent également former un obstacle à la rentrée du rectum.

Si la partie sortie des intestins est d'une couleur pâle, il faut la faire rentrer après l'avoir bassinée avec une liqueur tiède, composée de vin et d'eau.

Après avoir fait rentrer le rectum, il faut injecter l'anus avec la même liqueur, et réitérer l'injection à deux ou trois reprises pendant les premiers jours qui suivent l'accident.

Quand la partie sortie du rectum se trouve rouge, on la lave avec de l'eau tiède, après quoi on la fait rentrer comme il a été dit ci-dessus.

Si le rectum est noir et charbonneux, il reste alors peu d'espoir de sauver le malade : il vaut mieux le tuer, et en tirer parti s'il est en assez bon état pour qu'on puisse le manger.

Dans tous les cas, comme la chute du rectum est la suite d'une inflammation des intestins, c'est par le changement de régime qu'il faut combattre cette inflammation, surtout par une nourriture cuite, de très facile digestion, donnée en petite quantité.

Des hémorrhoïdes.

Il se présente parfois, à la face intérieure du rectum, des tumeurs rouges en forme de boulettes, de la

grosseur d'une noisette et même plus, qui, dans l'acte
de l'évacuation des excrémens, paraissent hors le canal du boyau, et occasionent très souvent l'exanie ;
ces tumeurs rendent souvent du sang, qui s'attache à la
superficie des excrémens. On nomme le premier accident, les hémorrhoïdes sèches, et le dernier, les hémorrhoïdes fluentes. L'excrément, dans l'un et l'autre
cas, se trouve presque toujours dur, et son évacuation occasione des douleurs à l'animal.

Cette maladie provient d'un état d'irritation, qui
affecte principalement la muqueuse du rectum ; elle
peut être occasionée par un mode irrégulier et dé-
sordonné de nourriture, par des alimens trop abon-
dans et trop nutritifs, par des purgations au moyen
de l'aloès, et par des constipations ou obstructions.
Les porcs, soit gras, soit maigres, y sont également
sujets.

Il faut tâcher de procurer à l'animal une évacuation bénigne, en lui donnant, chaque jour, un quart
de kilogramme d'huile et des lavemens mucilagineux.

Lorsque les tumeurs sont extérieures, il faut les
laver avec la même décoction tiède et un peu acidulée. Après les avoir lavées de cette manière pendant
quelque temps, il faut tâcher de les faire rentrer dans
le rectum. L'animal doit être traité intérieurement
de la manière indiquée dans le paragraphe précédent,
jusqu'à ce que la maladie soit passée. Il est bon de
le nourrir, pendant ce temps, de lait acidule.

Du renversement de la matrice.

Des accouchemens laborieux, une débilité locale
dans la matrice, peuvent renverser cet organe, et

le porter, ainsi que le vagin, hors de l'orifice de la vulve. Il est rare que le placenta ou arrière-faix reste attaché à la matrice retournée. On voit très souvent une portion des deux cornes de celle-ci aussi retournée, vu que le corps de la matrice est très court.

Il faut tâcher de venir le plus tôt possible au secours de la truie dont la matrice est retournée; mais comme elle criaille au moindre attouchement, ce qui augmente encore le renversement, on applique au groin de la truie, pour faire cesser ses cris, l'instrument dont il est question à l'article de la castration (fig. 7); on couche l'animal sur son côté, et l'on met l'utérus dans un petit vaisseau, dans lequel on verse de l'eau tiède pendant quinze ou trente minutes, ce qui fait beaucoup diminuer son enflure. Ensuite on place la truie de manière qu'elle soit relevée vers l'arrière, ou mieux encore on la suspend par les jambes postérieures; on fait alors rentrer doucement et peu à peu, au moyen des doigts, premièrement les cornes, ensuite la matrice, et finalement le vagin. Les parties rentrées, il faut à l'instant seringuer la matrice avec une décoction astringente tiède, ou avec de l'eau tiède un peu acidulée au moyen du vinaigre.

La truie va d'abord de nouveau s'efforcer de repousser la matrice, ce qu'il faut empêcher en la couchant bas du devant, et en tenant la main devant l'ouverture. Il ne faut pas l'abandonner tant qu'elle persiste à faire des efforts pour la repousser. Quelques uns conseillent aussi de faire retenir la matrice au moyen d'une vessie de porc qu'on fait gonfler après l'avoir placée dans le vagin.

Si la matrice est d'un rouge foncé, et si sa rentrée s'est opérée avec beaucoup de difficulté, ou si

la truie la fait ressortir encore, alors il y a la gangrène à craindre, et la mort de la truie ne tarde pas
à s'ensuivre. Si la matrice a éprouvé un déchirement,
alors les boyaux sortent par l'ouverture : il faut, en ce
cas, les faire rentrer et coudre l'issue ; mais cet accident est ordinairement mortel.

De l'inflammation du cerveau (encéphalite).

L'inflammation du cerveau se décèle chez les porcs
par une espèce de délire. Les yeux sont étincelans,
hagards, et saillent en avant ; la bouche écume ; le
malade gratte de ses pieds antérieurs, fouge un moment avec violence, court, et tombe parfois sur la
tête. Les porcs pléthoriques sont plus particulièrement sujets à cette maladie, lorsqu'on les expose à
l'ardeur du soleil ; elle a pour cause immédiate une
trop grande affluence de sang vers le cerveau.

Il faut faire de fortes saignées au porc atteint de
cette maladie, et, à cet effet, on coupe de grosses
loques des oreilles et de la queue. On lui verse fréquemment de l'eau froide sur la tête, ou bien l'on
y met une pièce mouillée qu'on tient continuellement
humectée.

Si le malade a soif, on lui donne l'eau bouillie
avec du levain, et si, par ce moyen, les accidens diminuent au point qu'on puisse lui administrer quelques
médicamens, il faut lui donner un électuaire composé
de portions égales de tartre et de salpêtre avec de la
farine et du vinaigre. On en donne au malade, chaque
six heures, 32 grammes. Il convient aussi de lui administrer des lavemens stimulans, composés de sel et
d'eau. Enfin, il est essentiel de lui procurer de suite
une habitation fraîche.

De la péripneumonie.

Lorsque le porc a une haleine chaude et une respiration difficile, qu'il tousse et crie avec anxiété, qu'il reste la tête fixe devant les objets, qu'il s'appuie de temps à autre sur le groin, que ses yeux sont ternes et son pouls petit, accéléré, alors on peut être assuré qu'il est attaqué d'une péripneumonie accompagnée de faiblesse ou abattement (prostration de forces).

Cette maladie peut être produite par des habitations malpropres, qui renferment un air impur, par un passage subit du froid au chaud, et par les mauvais soins.

Les remèdes ne font pas grand effet ici. Il faut donner au malade un logement où il puisse respirer un air pur et frais.

Il faut placer des vésicatoires aux aisselles, ou passer un cordon de crin frotté de poudre de vésicatoires à travers la peau devant la poitrine. On retirera le cordon au bout de six à sept jours, et on arrosera le canal avec de l'huile de térébenthine.

Si le mal empire en faisant usage de ce remède, s'il vient un catarrhe puant au nez du malade, et que ni le vésicatoire, ni le cordon de crin ne tirent les humeurs, cela annonce l'issue mortelle de la maladie, et sa terminaison prochaine, soit par la gangrène, soit par une hydropisie de poitrine ou hydrothorax.

Un porc est rarement atteint de péripneumonie avec excès de forces vitales ; néanmoins, on prétend que cette sorte de péripneumonie est très commune parmi les porcs qu'on conduit à Londres, et qui y sont connus sous le nom de *heavings*. On la distingue de la première par un pouls plein, par l'état et l'embonpoint du malade, une physionomie vigoureuse et des yeux étincelans et saillans.

Ici la saignée est efficace au commencement de la maladie. Il faut couper des loques des oreilles et de la queue, et en laisser écouler abondamment du sang. Chaque trois heures, il faut donner à l'animal malade 8 grammes de salpêtre et autant de tartre, associés au miel, sous forme d'électuaire.

On lui administrera, en même temps, des lavemens stimulans de sel, et on lui appliquera, du reste, les vésicatoires ou le cordon de crin, de la manière indiquée pour la première espèce de péripneumonie.

Si les accidens diminuent au bout du quatrième jour, s'il s'établit un écoulement par le nez, et que la toux soit libre, on peut se flatter d'une bonne issue de la maladie. Il faut alors donner au malade, deux fois par jour, une cuillerée à soupe d'un électuaire composé de portions égales d'aunée, de fleur de soufre, de genièvre, de sel marin, avec la quantité d'eau nécessaire pour faire de ce mélange une espèce de pâte.

On doit avoir bien soin de ne pas faire servir à la propagation les porcs guéris de la péripneumonie, vu qu'on ne pourrait en attendre qu'une progéniture qui porterait en naissant un principe constitutionnel de faiblesse dans les poumons.

De la paralysie de l'arrière-train.

Cette espèce de paralysie se manifeste dans les parties postérieures du corps, de manière que le malade ne saurait se lever, ou que s'il parvient à se mettre sur ses jambes, et qu'il veuille marcher, l'arrière-train chancelle et refuse le service. Cette maladie est en même temps accompagnée de débilité dans les organes digestifs; aussi trouve-t-on que les porcs qui en sont attaqués ont la langue chargée, peu d'appétit, et que leurs excrémens sont mal digérés. Le pouls est petit et en même temps accéléré, de manière à ne laisser aucun doute qu'il n'y ait des accés de fièvre, surtout vers la fin de la maladie.

Cette paralysie est très souvent occasionée par le mauvais régime auquel le porc a été soumis, par les alimens malsains qu'on lui a donnés, et parce qu'il a été renfermé dans une étable sale : aussi est-il rare que les porcs gras en soient atteints.

On ne saurait guérir la paralysie par la vertu seule des remèdes ; il faut, avant tout, aviser aux moyens de donner à l'animal une meilleure nourriture et une habitation plus saine. On doit d'abord, après l'avoir lavé avec de l'eau tiède, le transporter dans un logement sec, propre, aéré et muni d'une bonne litière. Toutes les trois heures, on lui donnera un lavement d'une décoction d'une plante aromatique quelconque, comme l'absinthe, la menthe, la rue ou l'acorus, et si le malade est constipé, on associera un peu de sel au lavement, de manière à ce qu'il ait un goût un peu salé. Toutes les trois heures aussi, on lui fera avaler deux pilules, chacune de 16 grammes, composées de parties égales d'acorus, de sel et de gentiane, avec la quantité d'eau et de farine nécessaire. Ce traitement doit être continué pendant quelques jours, jusqu'à ce que le porc reprenne l'appétit, et que les forces reviennent à son train postérieur.

De bons alimens succulens de diverses espèces, susceptibles de réveiller l'appétit du malade, en même temps un bon air et un exercice modéré achèvent la guérison.

Quelquefois la paralysie du train postérieur arrive à la suite de l'engrais lorsqu'il est très avancé. Il faut alors tuer le porc après lui avoir donné, pendant quelques jours, la nourriture convenable pour rendre le lard ferme et délicat.

De l'esquinancie (angina).

L'esquinancie attaque soudainement le porc, et peut le tuer dans un court délai, quelquefois en vingt-quatre heures. Elle s'annonce par une respiration gênée, une voix rauque, un pouls agité, par le branlement de la tête, le trépignement des pieds, et par une enflure générale du cou, qui dégénère facilement en gangrène. Cette maladie se distingue encore par la couleur cadavéreuse du groin, et par la couleur plombée de l'intérieur de la bouche, que l'animal tient toujours béante pour faciliter sa respiration.

Quand l'enflure augmente rapidement et qu'elle prend une couleur de plomb, quand la respiration se fait avec difficulté, que le malade ne peut rien avaler, et qu'il laisse sortir de sa bouche béante une langue d'un brun foncé, il n'y a presque point d'espoir de guérison. Si, au contraire, la respiration devient plus facile, si le malade prend une meilleure physionomie, si l'enflure diminue, et rend, après l'opération du cordon de crin dont il sera parlé ci-après, un bon pus, alors on peut se promettre une bonne issue de la maladie.

Les causes de l'esquinancie sont, un air malsain, la privation de l'eau dans les grandes chaleurs, une température humide et froide dans la belle saison. Quelques personnes prétendent avoir reconnu que les porcs sont exposés à contracter cette maladie, lorsqu'ils sont obligés de boire de l'eau de neige. Elle est, en outre, contagieuse, bien entendu par un contact immédiat. L'expérience a prouvé, en effet, que des porcs ayant mangé de la chair d'autres animaux morts de l'esquinancie en ont été eux-mêmes atteints (1). Il est, en conséquence, bien essentiel, quand ils succombent à cette maladie, d'enterrer soigneusement le cadavre entier. Il faut aussi que le vétérinaire prenne bien garde, durant le traitement, de ne pas s'inoculer cette contagion ; et, pour cela, il doit avoir soin de ne pas toucher le malade sans couvrir ses mains ; car il est quelquefois arrivé que des personnes qui soignaient ces animaux sans précaution ont gagné des charbons.

Il est plus facile de prévenir que de guérir cette maladie. Qu'on cherche d'abord à éviter ce qui la cause ; qu'on sépare les animaux sains d'avec les malades ; qu'on donne au premier du sel marin dans les alimens, et du lait acidule à boire, ou, à défaut, de l'eau bouillie avec du levain ou des baissières : il est également utile de leur donner une décoction amère d'écorces de saule, de chêne ou du châtaignier, ou de toute autre plante amère et astringente, s'il est possible de la leur faire avaler. A l'égard de ceux qui sont déjà attaqués, il faut leur passer le cordon de crin enduit de mouches cantharides ou d'huile de térébenthine, à travers l'enflure du cou, et avoir soin de le remuer chaque jour, en renouvelant chaque fois l'enduit ; on leur fera prendre toutes les trois heures, tant en boisson qu'en lavement, $\frac{1}{4}$ de kilogramme du remède ci-après. Si le malade ne peut point avaler, il faudra lui faire entrer le liquide dans la bouche par le moyen d'une seringue, et lui donner un masticatoire de gingembre, de sel et de gentiane.

---

(1) C'est probablement quand les animaux étaient morts d'une esquinancie gangreneuse, charbonneuse, et non quand ils étaient morts de suffocation à la suite d'une esquinancie simplement inflammatoire.

Voici la manière de préparer la boisson : on prend 2 kilogrammes d'une infusion d'absinthe bien forte, ½ kilogramme de vinaigre, on mêle bien, et on fait avaler en plusieurs fois.

Si la température est froide et humide, il faut avoir soin de tenir le porc dans un lieu sec, de le brosser et nettoyer fréquemment; s'il règne de fortes chaleurs, il sera bon de l'arroser souvent d'eau.

Il faut continuer ce traitement jusqu'à ce que le danger soit passé et la respiration rétablie. On ôtera le cordon dès qu'il sortira du pus de bonne qualité et que l'enflure sera dissipée, et l'on fera dans le canal des injections de la liqueur amère ci-dessus indiquée.

De l'engourdissement ou de la léthargie.

Les porcs mal soignés, et dont, à cause de cela, les digestions se font mal, sont efflanqués, traînent les hanches, et ont de temps à autre des excès semblables aux écarts des chevaux fougueux. Ils sont dans un état d'aliénation, abordent les objets en courant, ou en rôdant à l'entour, tombent lorsqu'ils rencontrent de petites élévations, ou demeurent comme stupéfaits et immobiles; ils ont la langue glaireuse et flasque. La classe commune des gens de la campagne appelle ces accidens stupidité, folie.

Cette maladie provient d'une débilité totale, surtout dans les organes digestifs. La propreté et un air pur et frais ne sont pas moins nécessaires pour la guérir, que des remèdes.

Il faut faire prendre, de quatre en quatre heures, à l'animal malade, une cuillerée de l'électuaire, composé de 16 grammes d'aloès, 64 grammes de sel marin, et autant de poudre de gentiane, en ajoutant à ce mélange la quantité de farine et d'eau requise pour en former un électuaire.

Ce remède doit se continuer pendant quelques jours consécutifs ; mais il faut le cesser si le malade vient à être purgé, et lui donner à la place, deux fois par jour, un autre électuaire, composé de 16 grammes de racine de rue pulvérisée, et d'une égale quantité de moutarde pilée, conjointement avec la farine et l'eau nécessaires. Ce remède rendra bientôt l'appétit au porc, auquel il sera essentiel de donner alors une nourriture saine et succulente. Si cette maladie survient dans la belle saison, on laissera le malade aller aux champs, en ayant soin de le tenir à l'ombre durant les plus fortes chaleurs du jour, et de lui ménager les moyens de se baigner à l'eau.

On prétend aussi que le porc gagne l'engourdissement ou la léthargie, quand, au printemps, la faim le porte à manger la racine de la jusquiame noire (*hyoscyamus niger*), ou celle de la cynoglosse officinale (*cynoglossum officinale*). Aussitôt qu'on s'en aperçoit, il faut lui donner de 7 à 8 centigrammes d'ellébore pour le faire vomir, ou $\frac{1}{8}$ kilogramme de vinaigre, étendu dans $\frac{1}{2}$ kilogramme d'eau.

De la jaunisse (icterus).

Le porc atteint de la jaunisse digère mal, et n'a point d'appétit ; il rend un excrément pâle et glutineux et une urine rougeâtre ; il a le blanc des yeux et le palais jaunes.

Cette maladie a pour cause immédiate l'inflammation aiguë ou chronique du foie.

Les porcs qui ont souffert la faim, ceux qui reçoivent de mauvais alimens ou qui digèrent mal, sont exposés à la jaunisse. Quelquefois elle est occasionée par des vers, des pierres, des obstructions : dans ces derniers cas, elle est souvent mortelle et incurable.

Les causes de la jaunisse se trouvant dans le mauvais régime, on voit donc quels sont les moyens de la prévenir et aussi ceux à employer pour la faire cesser. Un bon toit à porcs et ensuite des alimens cuits et de facile digestion sont à mettre en usage. Un séton est encore une opération chirurgicale qui peut être employée avec succès lorsque la jaunisse a déjà duré quelques jours : c'est un moyen de la faire terminer plus vite.

Du vomissement.

Lorsqu'on laisse les porcs dehors pendant les nuits fraîches qui succèdent aux journées fort chaudes, et qu'on les laisse en même temps trop manger de bons alimens, cela leur affaiblit l'estomac et le canal intestinal, au point de les faire souvent vomir et de leur donner la diarrhée. Ces accidens peuvent ausssi avoir lieu chez les porcs voraces qui surchargent leur estomac d'alimens, ou qui mangent quelque plante vénéneuse. C'est un accident qui cesse de lui-même avec les causes qui l'ont produit.

Du cours de ventre.

Lorsqu'un porc, pendant plusieurs jours, jette un excrément terne, décoloré, écumant, et s'il maigrit en même temps, c'est un signe qu'il a une diarrhée qui exige les secours de l'art.

Tout ce qui énerve, tout ce qui irrite les organes digestifs peuvent donner lieu à une semblable diarrhée. Elle peut provenir aussi de quelque vice dans le foie, de vers et de l'ascite. Enfin, elle est quelquefois occasionée par des végétaux vénéneux, que le porc, naturellement vorace, a avalés.

C'est encore dans l'hygiène principalement qu'il faut chercher des remèdes à cette maladie ou plutôt à ce symptôme commun à plusieurs affections. La diète dans les premiers jours et ensuite de bons alimens. On peut, dans le cas où la diarrhée serait trop forte, donner quelques lavemens d'eau tiède, en y ajoutant 5 à 10 gouttes de laudanum par lavement.

De la tympanite.

Quand l'estomac et les intestins du porc sont gonflés d'air, au point que le ventre en est très tendu, et rend un son sépulcral en frappant dessus, c'est une preuve que l'animal est attaqué de tympanite.

Le porc s'attire cette maladie en se gorgeant de petit-lait chaud ou d'autres alimens d'une digestion facile; elle peut aussi être la suite d'une inflammation de l'estomac.

Il faut, sans délai, tâcher de procurer une issue à cette grande quantité d'air ramassé, et les meilleurs expédiens pour y réussir sont des lavemens stimulans, composés de sel et d'eau tiède. On peut aussi introduire dans la bouche du porc et faire descendre dans l'estomac, à travers le pharynx et l'œsophage, une sonde ou canule adaptée pour cet usage, ou, à défaut, une baguette élastique, ce qui facilitera la sortie de l'air. Le dernier expédient exige et suppose la connaissance de la structure des organes de la déglutition; aussi cette opération n'est-elle pas sans danger lorsqu'elle est faite par une personne qui ne connaît pas ces parties. Au contraire, chacun peut donner des lavemens.

Si le porc a perdu un peu de son embonpoint dans ce

traitement, il faut lui donner, de trois heures en trois heures, 25 grammes d'une forte décoction d'absinthe et de camomille, jusqu'à ce que tous les accidens soient passés.

Lorsqu'on soupçonne que la tympanite est occasionée par quelque substance vénéneuse que le porc a avalée, on doit alors lui donner une décoction de 25 grammes de graine de lin ou de toute autre plante mucilagineuse, en y associant 13 décagrammes de vinaigre. Les tympanites, qui sont la suite des coliques qu'on n'a pu faire cesser, doivent être traitées comme la colique dont nous allons parler.

De la colique.

Le porc peut, comme le cheval, avoir des tranchées de ventre. Il crie, s'abat par terre, se promène ou plutôt court, ce qui lui occasione souvent des convulsions.

D'ordinaire ce sont les vers qui donnent des tranchées au porc (voyez, à cet égard, le paragraphe qui traite de la maladie des vers). Si la colique provient d'un défaut de digestion ou de vents, alors une dose d'une décoction de camomille et d'absinthe donnée de trois heures en trois heures, à la quantité de 25 grammes, et des lavemens de sel et d'eau tiède, sont un remède efficace.

Si la constipation est opiniâtre et que l'animal semble ressentir de vives douleurs, il y a alors une inflammation à craindre. Dans ce cas, il faut saigner l'animal, et administrer aussi des lavemens mucilagineux. Si le ventre gonfle beaucoup, et que les douleurs paraissent diminuer, cela annonce ordinairement la gangrène du canal intestinal et la mort prochaine de l'animal.

De la fourbure.

Cette maladie se caractérise par une tension ou raideur de muscles, telle que le porc est dans l'impossibilité de plier ses jambes, et qu'il peut à peine ouvrir la bouche. Les porcs peuvent gagner cette maladie en se refroidissant et en mangeant avec excès : circonstances qui arrêtent la transpiration et empêchent la digestion.

La transpiration se rétablit en plaçant le porc dans un tas de fumier chaud. et en lui donnant de deux heures en deux heures 25 grammes d'une décoction tiède de camomille et de fleurs de sureau et d'absinthe. On laisse le malade dans un tas de fumier, et l'on continue ce remède jusqu'à ce qu'on s'aperçoive que la courbature des muscles disparaît. Il faut alors le retirer du fumier, le nettoyer et brosser fortement, bien le couvrir et le transporter dans un lieu propre et chaud. Il faut lui donner de bons alimens auxquels on mêle un peu de sel et de la moutarde pilée ou broyée. A défaut d'un tas de fumier chaud, il faut envelopper l'animal de couvertures chaudes et de beaucoup de paille.

De l'aggravé.

Lorsque les porcs sont menés à fortes journées par des chemins durs et raboteux, dans de grandes chaleurs, il leur vient alors des inflammations à la couronne, autour des onglets, et à la sole charnue sous le pied, ce qui leur cause des douleurs et fait qu'ils marchent péniblement. Cette difficulté de marcher, et une augmentation sensible dans la chaleur des pieds, sont les symptômes qui caractérisent l'aggravé.

Si l'on n'arrête pas cette inflammation des pieds par

des remèdes convenables, ils finiront par suppurer, et les onglets tomberont. Lorsque cette maladie survient à plusieurs porcs à la fois, il deviendrait trop pénible de les traiter séparément : aussi peut-on s'éviter cette peine en les menant à l'eau toutes les deux heures, et les y laissant debout une demi-heure ; on continuera ainsi jusqu'à ce qu'ils ne ressentent plus de douleurs aux pieds. Lorsqu'on n'a qu'un seul animal à traiter, ou qu'on veut prendre la peine d'en soigner un plus grand nombre, alors on fait des enveloppes d'argile et d'eau de Saturne, qu'on applique à chaque pied, et qu'on a soin de renouveler aussitôt qu'elles sont devenues sèches : ce qu'on continue jusqu'à ce que la chaleur soit passée.

De l'apoplexie.

L'animal meurt subitement avec le râle, quand le cerveau cesse son action; cela arrive souvent aux porcs gras, qu'on voiture dans les grandes chaleurs.

Pour prévenir cet accident, il faut souvent mouiller la tête du cochon d'eau fraîche, et le mettre à l'ombre. Ceux qui, malgré ces précautions, seraient frappés d'apoplexie, doivent être tués sur le champ, vu la difficulté de les guérir de cette maladie, et attendu qu'on peut les manger sans nuire à la santé.

De l'épilepsie.

Le porc tourmenté d'épilepsie est d'abord renversé par terre; agité de convulsions; il contourne les yeux, écume, se mord souvent la langue, grince des dents, respire tantôt à long trait, tantôt d'une manière précipitée, tantôt d'un son ronflant; il est absolument sans connaissance durant ces accidens, et très affaibli quand ils ont cessé,

Ce sont souvent les vers qui occasionent l'épilepsie aux porcs, et on les traite, dans ce cas, par des remèdes antivermineux. L'auteur a vu l'épilepsie simulée chez ces animaux par des coliques violentes dans le volvulus par intro-susception des intestins, ce qui est un accident dont le porc meurt par suite d'une inflammation d'entrailles.

On applique les remèdes les plus stimulans contre l'épilepsie qui dérive de faiblesse de nerfs, mais c'est ordinairement sans succès. Une dose de 12 grammes de suc exprimé de la rue des jardins, ou une cuillerée à soupe du suc de la vermiculaire brûlante (*sedum acre*), donnée matin et soir dans 25 grammes d'extrait de sauge, est un remède à tenter. Le sucre de Saturne a aussi produit de bons effets dans cette occurrence : on le donne chaque jour au porc par dose de 2 grammes dans du lait acidule, et on augmente successivement la quantité, à moins qu'il ne se manifeste une constipation, ou autre accident dangereux : le mieux est d'engraisser rapidement le porc et de le sacrifier.

De la hernie inguinale.

Les gorets mâles sont très sujets à la hernie inguinale : on les appelle alors des *gorets à bourses*. On reconnaît cet accident en ce que le scrotum se trouve plus boursouflé ou tendu qu'il ne pourrait l'être par le fait des testicules, et qu'en le palpant il est élastique sous la main comme s'il était rempli d'air.

C'est la descente des boyaux dans les bourses, à travers l'anneau du ventre, qui constitue la hernie inguinale. Cependant un trou à côté de l'anneau pourrait aussi leur frayer le passage ; mais les boyaux se trouveraient alors en dehors de la membrane qui tapisse intérieurement les bourses.

La hernie inguinale peut se guérir par la castration. A cet effet, on suspend le cochon par les jambes postérieures, après avoir, au préalable, serré le groin. On ouvre le scrotum et on rétablit les intestins dans le ventre ; puis on applique les tasseaux au cordon spermatique, et trois jours après l'opération on enlève celui-ci ; ou bien, si l'on n'emploie pas les tasseaux, on en fait la ligature, en ayant soin d'y comprendre la gaîne ou membrane enveloppante.

Si, après avoir ainsi opéré, les boyaux reparaissent encore en dehors, il faut, dans ce cas, qu'il ait un autre trou indépendamment de l'anneau ; il faut le mettre à découvert en ouvrant la peau, et se garder d'offenser les intestins avec la lancette ; on les réintègre dans le ventre et l'on coud l'ouverture par laquelle ils sont sortis ; il faut aussi arrêter la peau coupée par quelques points.

Du reste, l'opéré doit être traité de la manière indiquée à l'article de la castration.

De l'hydrophobie ou de la rage.

L'hydrophobie est une maladie contagieuse qui s'annonce par un malaise vague, par des tiraillemens et un grognement extraordinaire, suivis d'une espèce de délire, que le porc exprime ordinairement par une agitation excessive, indéterminée, une bouche baveuse, et une manie de vouloir mordre à tout sans être provoqué. Au déclin de la maladie, la respiration se fait avec difficulté, le pouls baisse et bat avec vitesse, l'animal souffre de la soif, attendu que, toutes les fois qu'il aborde l'eau, ordinairement sans pouvoir en goûter, il lui vient des convulsions ; il en éprouve aussi dans d'autres momens, et il périt dans ces accès convulsifs.

L'hydrophobie provient le plus souvent de la morsure des chiens ou autres animaux enragés ; elle peut aussi être l'effet de la privation prolongée de nourriture, d'un désir ardent pour la procréation, d'un long échauffement et d'une excitation violente de l'animal.

Cette maladie ne paraît pas incontinent après la morsure ; elle ne se prononce ordinairement qu'entre le vingtième et le cinquantième jour après, et elle fait périr le porc ordinairement avant le septième jour de la maladie.

Le virus de l'hydrophobie se répand dans tout l'animal, mais la bave le communique principalement. Ce virus ne perd point son effet contagieux lors même qu'il est séché ou qu'il a été exposé à une forte chaleur ; car on *prétend* avoir expérimenté que la chair rôtie de porcs morts de l'hydrophobie a donné cette terrible maladie aux hommes qui en ont mangé (1).

Aussi cet effet affreux du virus hydrophobique commande-t-il de traiter avec une extrême prudence les animaux atteints de cette maladie, ainsi que les corps suspects d'être infectés de quelque partie de ce virus. Il faut tuer ces porcs incontinent et les enterrer corps et poils ; il faut brûler la litière qui leur a servi de couche, ainsi que tous les corps dans lesquels ils pourraient avoir mordu. Lorsque ces corps sont des métaux, il faut les faire passer au feu. Si par malheur quelque chien enragé s'était introduit dans un troupeau de porcs, et qu'on craignît qu'ils n'en eussent été mordus, il faudrait d'abord les mener à l'eau et les y laisser nager pendant

---

(1) C'est une assertion sans preuves.

une demi-heure, en examinant avec soin chacun de ces animaux, pour pouvoir reconnaître et séparer sans délai ceux qui auraient été mordus d'avec ceux qui ne l'auraient pas été. On se hâterait de brûler profondément les premiers avec un fer rouge aux endroits mordus, et on les tiendrait séparés durant trois mois; passé ce temps, s'ils n'avaient point eu de symptômes d'hydrophobie, il y aurait lieu d'espérer qu'ils n'en seraient point atteints. Mais pour éviter tous ces embarras et surtout les inquiétudes que fait naître la seule crainte de cette affreuse maladie, l'expédient le plus sûr sera de leur lâcher un coup de fusil dès qu'on aura la certitude qu'ils ont été mordus par un animal enragé.

De la ratelle ou *charbon interne.*

La ratelle est une maladie homogène avec l'esquinancie, les soies ou la bosse, les charbons de la bouche et la boucle, et elle provient des mêmes causes que celles-ci : aussi pourrait-on identifier toutes ces maladies en une seule, mais les différentes manières dont elle se prononce font que le commun du peuple la qualifie diversement; et c'est pour éclairer cette classe que nous avons traité cette maladie d'après ses différens symptômes.

La ratelle est plus facile à reconnaître par l'examen de l'état intérieur de l'animal qui en est mort que par les symptômes de la maladie même. Ces symptômes sont une débilité totale, un pouls accéléré et petit, la palpitation des flancs, une bouche chaude, des accès de chaleur et de froid aux oreilles et aux jambes, une sensibilité augmentée ou diminuée et des convulsions; mais la maladie prend souvent une marche si rapide, que l'animal est mort sans qu'on se soit à peine aperçu d'un symptôme.

A l'ouverture du corps, on trouve le foie et la rate enflés de sang, et l'on découvre des points charbonneux, soit aux intestins, soit aux poumons ou aux autres viscères contenus dans ces deux cavités, et dans ce cas, la maladie prend le nom de ratelle : si les charbons se trouvent au bas du cou ou à la langue, alors on l'appelle soies ou bosse, ou bien la boucle (*the gargus*) des Anglais ; enfin, lorsqu'ils sont à la face intérieure de la trachée-artère, et qu'il existe des tumeurs charbonneuses sous le cou, alors on la désigne sous le nom d'esquinancie charbonneuse et de feu sacré.

Il est plus facile de prévenir cette maladie que de la guérir, parce qu'elle a souvent tué l'animal avant qu'on parvienne à appliquer un remède.

De l'avortement.

On dit que les truies avortent lorsqu'elles mettent bas avant l'expiration du terme de leur gestation : alors les gorets ne sont pas complétement développés, et les mères souffrent ordinairement plus que quand elles mettent bas à terme. Lorsque les truies en gestation commencent à être turbulentes, à se jeter par terre, à criailler et éprouver des douleurs avant le terme de la gestation, cela annonce l'avortement.

Les avortemens proviennent ordinairement ou d'une trop bonne ou d'une trop mauvaise nourriture de la truie, ou bien d'un aliment ou de toute autre cause qui agit trop vivement sur la matrice. C'est ainsi que l'expérience a appris que des truies pleines ont avorté pour avoir été surabondamment nourries sous le toit avec des rinçures, sans prendre de l'exercice ; pour avoir pris trop de graisse de la faîne ; pour avoir souffert la faim, pour avoir mangé de la sabine ou autres végétaux excitans, ou pour avoir bu de l'eau de savon ; enfin, pour avoir été maltraitées de coups sur le groin ou cognées sur le ventre.

Il faut placer à part et en repos la truie fécondée qui donne des symptômes d'avortement. Si elle est sanguine ou replète, il faut lui faire perdre du sang en lui coupant les oreilles et la queue, et lui donner des boissons acidules. On lui rend la liberté si elle se montre pacifique, on la nourrit avec ménagement et on la laisse dans un enclos où elle puisse se mouvoir à son aise.

Les truies maigres qui menacent d'avorter ne doivent point être saignées. Il faut les mettre seules comme les autres, et associer 2 grammes d'opium à un aliment qu'elles mangent volontiers, ce qui évite l'embarras de les tracasser par des remèdes. Dès qu'elles reprennent le calme, il faut tâcher de rétablir leurs forces abattues en leur donnant de bons alimens et des soins.

Nul remède ne saurait prévenir l'avortement d'une truie en gestation si elle a reçu des coups violens à la matrice ; sa vie même est alors en danger. Il est même difficile d'empêcher celui qui est déterminé par des alimens vénéneux : un régime adoucissant est, dans ce cas, la seule précaution qu'il faille avoir après l'avortement, en supposant toujours que la truie est dans un toit sain et convenable.

De la fièvre d'accouchement.

Les truies, après avoir mis bas, se trouvent quelquefois débiles et dénuées de forces, au point de ne pouvoir se relever et de ne pas se soucier de leurs petits. Leur physionomie est abattue, leur respiration est accélérée, ainsi que le pouls, qui est en même temps faible. Elles peuvent mourir par suite de cet état, et à l'ouverture de leur corps, on ne trouve le plus souvent aucune trace de maladie; rarement les intestins et la matrice enflammée présentent seulement quelques taches jaunes.

Les remèdes les plus stimulans font ici un grand effet. Il faut prendre 12 grammes d'eau de vie, autant de bière forte, 25 grammes d'une forte décoction de lavande, ou d'une autre plante aromatique, et donner le tout à la fois. Dans les pays de vignobles, l'on substitue $\frac{1}{2}$ kilogramme de vin à l'eau de vie et à la bière, en y associant la décoction aromatique. Si la première dose demeure sans effet, il faut revenir à la charge six heures après, et ainsi de six en six heures; mais ce à quoi il faut bien prendre garde, c'est de confondre l'abattement momentané, à la suite du part, avec une débilité réelle. L'abattement se passe avec du repos et avec la diète momentanée, et c'est le cas le plus ordinaire. Loin d'exiger les stimulans, il les repousse : ceux-ci seraient une cause de maladie.

De la foulure.

Les porcs prennent quelquefois des entorses tantôt à une jointure, tantôt à l'autre; ce qui les fait boiter et donne lieu à une tumeur inflammatoire, tant intérieure qu'extérieure, dans la partie foulée.

Il faut d'abord tâcher de détruire l'inflammation; à cet effet, on bassinera la partie avec de l'eau de Saturne, ou, à défaut, avec de l'eau chaude. Si l'inflammation a tout à fait disparu et qu'il reste encore quelque faiblesse, il faut frotter la foulure avec de l'eau de vie savonneuse, préparée avec 64 grammes de savon vert et 1 kilogramme d'eau de vie forte; le frottement sera continué jusqu'à siccité de la partie.

Des fractures.

La fracture de l'os d'un membre se reconnaît à ce qu'on peut plier la partie d'une autre manière qu'on ne pouvait le faire avant qu'elle existât, elle se reconnait aussi par le son que donnent les bouts de l'os fracturé.

Il est inutile de songer à guérir la fracture du fémur.

On peut employer un bandage à la fracture du tibia des animaux, mais\elle peut aussi se guérir seule lorsque l'os n'est que fracturé, et tant que la fracture n'a point occasioné d'autres accidens.

La fracture des autres os, si elle n'est pas accompagnée des circonstances ci-dessus, peut se guérir de la manière qui suit :

On étend l'os rompu de manière que les deux parties se trouvent disposées en ligne droite. Il faut ensuite envelopper le membre d'un bandage de toile, appliquer des éclisses à la partie fracturée, et serrer assez les éclisses surtout à l'endroit fracturé, pour que les deux bouts de l'os puissent être tenus en parfaite coïncidence. Les éclisses devront être attachées au moyen de plusieurs bandages, selon que l'exigera la longueur du membre. Cet appareil sera laissé aussi long-temps que possible, s'il ne se manifeste point d'enflure considérable. Ce n'est qu'au bout de six semaines que la fracture peut être dégagée du bandage.

Si le porc est gras, alors il vaut mieux le tuer, attendu qu'il maigrirait beaucoup, dans tous les cas, durant la guérison.

De l'ascite.

On reconnaît l'ascite chez le porc, comme chez tout autre animal domestique, à une enflure considérable du ventre, et lorsqu'en frappant dessus il rend un son sourd. Dans cette maladie, la respiration du porc est oppressée, son appétit diminue, sa physionomie est hâve et faible, et son excrément le plus souvent peu lié.

L'ascite est, pour l'ordinaire, sans remède; cependant, lorsqu'elle ne provient uniquement que d'une faiblesse dans les vaisseaux absorbans de la cavité abdominale, sans qu'il y ait aucune altération organique dans les viscères de cette cavité, il y a quelquefois alors moyen de la guérir au moyen des révulsifs et des remèdes qui portent aux urines. On prend, à cet effet, 8 grammes de la mousse de coloquinte, qu'on fait bouillir dans 1 kilogramme de bière, et on donne cette décoction par moitié le matin et le soir. Ce remède sera continué jusqu'à ce que le porc commence à être purgé fortement. Si le ventre demeure encore tendu, alors on donnera au malade une pilule de 8 grammes de térébenthine associés à 16 grammes de genièvre. Ce remède doit se continuer pendant quelques jours; si les urines ne sont pas abondantes, il convient d'associer à son emploi l'usage de la rue donnée en fort bouillon. Si ce traitement n'opère point de changement, dans ce cas, il reste peu d'espoir de sauver le porc. La ponction ne sert qu'à soulager, et non à guérir le malade.

De la rougeole.

La rougeole se reconnaît chez les porcs par des taches rouges qui se manifestent surtout au groin, autour des oreilles, aux aisselles et à la face intérieure de la cuisse, et qui tombent ensuite avec la peau en écailles semblables à de la recoupe de son. L'éruption de la rougeole est précédée par la toux, le vomissement, la diminution de l'appétit, des yeux fluens et rouges; cependant ces accidens sont souvent si faibles, qu'on s'en aperçoit à peine.

Aussitôt que les taches rouges paraissent, il faut séparer le malade pour lui donner une habitation chaude, mais en même temps aérée et bien pourvue de paille. Il est aussi nécessaire d'avoir à portée de l'eau tiède associée à la farine pour lui en donner à boire.

Il n'est pas ordinairement nécessaire d'user de remèdes dans cette maladie; cependant, si l'éruption des taches vient à s'arrêter ou qu'elles disparaissent subitement, il faut alors donner au malade, de deux en deux heures, 4 grammes d'alcali volatil, 2 grammes de camphre, dont on fait une pilule avec de l'eau et de la farine, et par dessus un fort bouillon de fleurs de sureau et de camomille. Ce remède sera continué jusqu'à ce que les taches de la rougeole arrivent à parfaite maturité.

Il est fort rare que cette maladie se termine par la mort; il faut, pour cela, qu'il y ait une inflammation de poitrine ou péripneumonie, ou bien une diarrhée opiniâtre. Nous avons déjà dit comment il faut traiter cette maladie.

C'est encore un problème de savoir si la rougeole des porcs est contagieuse comme celle des hommes qui s'inocule, et si ces deux maladies sont identiques.

Des porcs solipèdes.

Le porc qui, plus que les autres animaux, est sujet à naître avec des difformités, présente très fréquemment celle-ci, que les deux ongles des pieds antérieurs sont joints ensemble et n'en forment qu'un. Ces porcs, qu'on désigne sous le nom de solipèdes ou monodactyles, ont pourtant aussi deux onglets accessoires, et c'est très mal à propos qu'on les a pris pour une dégénération de notre porc domestique. En examinant même avec attention les pieds de ces soi-disant solipèdes, on trouve qu'il faudrait plutôt les appeler pentadactyles ou à cinq ongles. On ne saurait, au reste, remédier à ce vice de structure par aucune opération.

SIXIEME SECTION.

DE L'EMPLOI ÉCONOMIQUE DU PORC.

De l'emploi des forces et de l'instinct du porc.

Bien qu'on ne doive pas compter beaucoup sur les forces du porc pour le trait, néanmoins l'on s'est servi de cet animal pour le labour; mais celles qui résident au groin sont encore plus intéressantes pour le forestier. Le porc des bois enfouit en fougeant les glands et faînes répandus sur le sol, les fait, par ce moyen, germer spontanément. Les chercheurs de truffes tirent aussi parti de l'odorat très fin de cet animal, et le dressent en guise de chien pour aller à la découverte de ce champignon délicat. On prétend aussi que les porcs ont diminué le nombre des mulots dans les bois, ce qui fait qu'on se sert de ces animaux pour détruire ce petit quadrupède qui est si nuisible aux jeunes arbres.

En Hongrie, le porc sert à détruire les sauterelles, et en Amérique il fait la guerre aux serpens à sonnettes.

Dans l'île de Minorque, l'on se sert du porc pour le trait : aussi voit-on une estampe dans les *Notions de Sprengel sur la connaissance des pays et des peuples* (vol. VI, t. 3), qui représente un porc et un âne attelés à une charrue minorquaise. Les forêts de hêtres et de chênes se repeuplent plus aisément quand les porcs y ont préalablement fougé; il faut néanmoins avoir soin de faire sortir ces animaux des forêts avant la chute des meilleurs glands et faînes.

Les porcs mangent volontiers des sauterelles; aussi les met-on en campagne par centaines lorsque le pays en est incommodé : ils mangent également avec plaisir le serpent à sonnettes, en laissant la tête et la queue.

De la manière d'abattre le porc.

L'abat du porc se fait ordinairement au moyen d'un coup de couteau à la poitrine qui tranche les veines jugulaires et les carotides, en sorte que l'animal meurt d'une hémorrhagie ou perte de sang; mais lorsqu'on veut saler le porc selon la méthode de *Hales,* il ne faut pas couper ces veines, il faut les ouvrir longitudinalement, pour qu'on puisse les lier ensuite au dessus et au dessous de l'incision.

Il faut, pour bien et sûrement ouvrir les veines et les artères au porc, lui serrer le groin avec la moraille dont nous avons parlé, lui lier les pieds et lui faire tenir le dos par quelqu'un. On enfonce le couteau sous la clavicule, après quoi l'on tourne et retourne l'instrument à droite et à gauche pour couper les veines. La hure doit être tenue en pente, et à mesure que la mort s'approche, il faut comprimer le bas-ventre pour faire sortir le sang autant que possible. Il est assez indifférent d'atteindre le cœur; mais il faut surtout apporter beaucoup d'attention à ne pas diriger le couteau en biseau d'un côté ni de l'autre, parce que cette manœuvre ensanglanterait et gâterait la chair du voisinage.

Il est une autre manière de tuer le porc, plus difficile pour celui qui n'en a point la pratique et qui ignore l'anatomie. On coupe la peau et le lard à l'endroit indiqué, pour dégager la veine jugulaire : lorsqu'on l'a mise à nu, la carotide qui est en dessous se découvre facilement au moyen du doigt, sur lequel le battement de l'artère se fait fortement sentir. On fait passer une aiguille enfilée sous ces deux vaisseaux pour les soulever, et on les ouvre avec le bistouri. La même manœuvre se fait de l'autre côté, si l'on veut, pour accélérer la mort de l'animal. Lorsqu'il a perdu son sang et qu'il est mort, il faut lier les veines et les artères, au dessus et au dessous de l'ouverture, avec le fil qui a servi à les soulever.

Un porc de taille moyenne rend 2 kilogrammes de sang environ.

De la manière de griller et d'épiler les porcs.

Les soies et les poils des porcs s'enlèvent de deux manières : d'abord l'on peut les flamber au feu, ainsi que cela se pratique en Espagne, en Portugal, en Pologne et autres lieux; ou bien, on peut les échauder à l'eau bouillante, ce qui est plus propre et n'occasione pas une aussi mauvaise odeur que la brûlure.

La combustion des soies et des poils peut se faire au moyen de la paille ou autres matières semblables; dans plusieurs endroits, on passe les sangliers au feu de forge pour les dépouiller.

Pour échauder, il faut un cuvier dans lequel on étend le porc, une corde et une ratissoire. La corde se met à travers le cuvier sous le milieu du porc, et sert à le soulever, pour que l'eau bouillante puisse pénétrer et se répandre au dessous du corps. La ratissoire a une surface et un tranchant recourbés, et elle est munie de deux anses ou poignées. Au moyen de cet instrument, tous les poils du côté s'enlèvent facilement ; les soies sont arrachées ensuite à la main, attendu qu'il leur faut plus de temps pour être suffisamment échaudées. Après avoir pelé le porc, il faut le racler avec un couteau qui coupe bien, ensuite le laver et l'accrocher au moyen d'une flèche passée sous les tendons des jarrets.

De la manière de vider le porc.

Il faut vider le porc dès qu'il est accroché. Si c'est une truie, on la fend, peau et lard, depuis la vulve jusqu'au sternum, et les ischions et les os pubis sont coupés dans leur jonction ; l'utérus est enlevé avec le vagin ; le rectum doit être détaché sous la queue, enlevé avec adresse et arraché à la fois avec tous les autres boyaux, ainsi que le foie, la rate et l'estomac, sans qu'il s'en déchire rien. La cavité pectorale doit s'ouvrir par un coup partant du milieu du sternum jusqu'au menton. Pour lors on enlève à la fois le diaphragme avec le poumon, le cœur et la trachée-artère. Le saindoux ou la panne se détache à la main d'avec les rognons. Tout cela fait, l'animal doit être tendu au moyen de flèches.

Un verrat s'ouvre de la même manière, si ce n'est qu'on ôte, au préalable, le membre génital.

Tous les viscères du porc servent, excepté le membre génital. Le foie, la rate, les rognons sont employés à faire des boudins blancs ; on en fait aussi avec les poumons pour la nourriture de la classe pauvre. La rate se jette, dans quelques endroits ; dans d'autres, on est imbu du préjugé qu'en la faisant bouillir avec des boudins de gruau , cela les empêche de cuire. *Linné* prétend que le diaphragme fait un grand effet comme remède émollient, en place d'emplâtre, pour les contusions. La vessie est extrêmement utile aux apothicaires et aux gaîniers ; elle sert aussi de bourse à tabac et pour envelopper des saucissons.

La panne crue est employée aux diverses préparations de boudins , et fondue, elle devient saindoux, qui sert aux onguens, à la pommade, et tient lieu de beurre dans la cuisine des ménages : on en relève le goût en la fondant avec des pommes et des oignons. Lorsqu'on ne veut pas employer la fraise ou mésentère pour en faire des boudins, il faut alors la fondre séparément, parce qu'elle empêcherait le saindoux de se conserver aussi long-temps. Le saindoux se met dans de grands vases de terre , en lieu frais.

De la manière de dépecer le porc.

Lorsque le porc est devenu froid, il faut s'occuper de le dépecer. Le dépécement se fait selon les emplois divers auxquels on destine les différentes parties de l'animal. La hure se coupe à la nuque, et les jambes aux jarrets et jointures.

Dans certains endroits, l'on ôte le flanc, qui fait un bon rôti. Si c'est un porc à graisse, alors on en sépare l'échine et on le partage en deux moitiés ou flèches de lard et l'échinée, qu'on appelle aussi le croupion. Si c'est un porc à chair, il faut découper les quartiers entre les deux dernières vertèbres des lombes, ou bien entre la dernière et l'os sacré ou le croupion. Une coupe donnée transversalement derrière la quatrième côte fait un quartier de devant. Ce qui se trouve sous le ventre de chaque côté de l'ouverture s'appelle la pièce du ventre. Le restant est coupé en deux suivant la longueur, ce qui fait le lard mitoyen, et le pectoral ou la pièce de la poitrine. Quelquefois l'on détache toutes les côtes, ce qui donne des criblettes ou côtelettes. L'usage de certains endroits est aussi de couper le porc par le milieu à travers l'échine et de diviser chaque moitié en jambons et pièces transversales.

Les Romains faisaient un mets particulier, qu'ils estimaient beaucoup, des pièces du ventre (*sumes*) de la truie qui venait de mettre bas. Cette pièce de nos porcs d'engrais est employée en saucisses ou bien à être fondue avec la panne. On se sert aussi du pectoral bouilli avec la choucroûte. L'aloyau ou filet et les côtelettes sont des rôtis très estimés des gourmets. L'échine est employée en carbonade ou en soupe ou en saumure de diverses manières. Les pieds se mangent salés ou en saumure. Il faut trois jours en été et six jours en hiver pour mortifier la chair de porc.

Emploi des soies de porc.

Les soies des porcs présentent une production utile; on en fait des cordes, qui servent à attacher les grands animaux domestiques et à la pêche : on les associe aussi à la chaux employée à composer les tuiles; elles la rendent plus durable et moins susceptible de se fendiller. On fait avec ces soies des brosses pour les habits, des pinceaux, etc. Elles tiennent lieu d'aiguille au cordonnier pour coudre son ouvrage.

Les gens de campagne prétendent qu'en entravant les chevaux accoutumés à ronger leurs entraves avec des cordes de soies de porc, cela leur fait perdre cette habitude ; mais j'ai reconnu par l'expérience que c'était un préjugé.

Les soies d'un porc moyen pèsent un demi-kilogramme environ.

Emploi du cuir de porc.

La peau du porc fait de bonnes semelles. En Espagne, l'on en fait des outres pour le vin. Il est assez connu qu'on s'en sert pour des selles, des cribles et des harnais. On tirerait un bien plus grand parti encore de ces peaux, si l'art de les tanner et la méthode de fumer le lard sans peau étaient plus généralement connus.

On cherche en vain dans l'*Art du tanneur* de *Lalande*, et dans les traductions anglaises et allemandes de cet ouvrage, des renseignemens circonstanciés relativement à la préparation de la peau de porc. Le savant *Bautch*, dans son *Traité de la tannerie* (Dresde, 1793-96, 2 vol.), dit seulement que cette peau exige plus d'écorce et plus de temps que d'autres pour être tannée. Les Anglais entendent cependant très bien l'art de tanner ces peaux, et un Allemand nommé *Werner* en a tanné plusieurs pour l'auteur, qui ne le cèdent en rien aux peaux anglaises pour la bonté. Il prétend qu'en employant pour les préparer de l'écorce de bouleau, elles se laissent tanner aussi vite que les autres peaux.

Les expériences de l'auteur, au sujet du lard dépouillé de la peau, ont prouvé que le sel pénètre plus tôt un tel lard, et qu'au moyen de la précaution de l'envelopper dans un linge cousu ou de le saupoudrer de son, il se laisse également bien fumer. Il se laisse de même très bien cuire à l'eau bouillante ; seulement les jambons dépouillés de la peau ne prennent pas une aussi bonne apparence à la surface, quand ils sont bouillis, que ceux qu'on ne dépouille qu'après les avoir cuits.

Les jambons dépouillés seraient sans doute exposés aussi, dans les envois, à s'altérer à la surface.

De la méthode de saler le porc, à l'usage des grands ménages.

La salaison de la chair du porc mérite beaucoup d'attention, attendu qu'elle fait de cette chair une ressource importante pour les grands ménages et pour les navigateurs. Il faut avoir de grands saloirs, d'une capacité à pouvoir y étendre de tout son long une flèche de lard entière, et qui soient munis d'un couvercle. Il est essentiel de bien frotter de sel la chair du porc, pour qu'elle le prenne bien. On doit d'abord en joncher le fond du saloir, après l'avoir préalablement bien lavé et nettoyé, au moyen d'une forte décoction de substances aromatiques et acerbes; ensuite on place les morceaux par couches, l'un sur l'autre, et chaque couche se garnit de même abondamment de sel. On ferme ensuite le couvercle du saloir, et on applique par dessus un poids qui comprime le salé. Après l'avoir ainsi laissé quelques jours et lorsque la saumure commence à se former, l'on met en dessus ce qui était en dessous, et on répand du sel sur les derniers morceaux que la saumure n'a pas encore atteints. Le salage se perfectionne à mesure qu'on réitère souvent ce bouleversement. Le lard doit rester dans la saumure pendant six semaines, passé lequel temps, il faut ou le faire passer à la fumée ou l'accrocher dans un lieu sec.

On se sert aussi de grosses futailles en place de saloirs; on applique une presse au couvercle pour comprimer le lard et le tenir submergé dans la saumure, de manière à pouvoir le relever et l'abaisser.

Le sel doit être pur et sec. Un sel acerbe et facile à prendre l'humidité recèle dans ses interstices des principes terreux, qui corrompent le lard. On prétend que le sel de Liverpool est imprégné de ce vice, et selon le médecin *Michel*, le lard auquel on a employé ce sel est susceptible de donner la fièvre jaune ou d'autres maladies épidémiques ou pestilentielles (voyez *Independent Chronicle*, vol. XXXVI, num. 6, 2412) (1).

La chair de porc exige plus de sel que la chair de bœuf. On compte ordinairement 2 kilogrammes ½ de sel et 32 décagrammes de salpêtre par 50 kilogrammes de chair, pour lui donner une couleur rougeâtre.

Le sel gris s'emploie aussi par économie, et on l'associe par moitié au sel blanc. Pour râbler le sel ou le faire prendre, lorsqu'on fait le salage en gros, l'on se sert d'un morceau de bois carré de la grosseur d'une brosse d'habits. Sa face inférieure est un peu bombée, attendu que les extrémités sont recourbées en arrière et munies de plusieurs rainures; la face supérieure est munie d'une anse ou poignée. Mais le sel, au moyen de ce râble, ne pénètre pas si bien par tous les interstices et recoins qu'au moyen des doigts : aussi doit-on préférer d'employer la main pour le salage, en la recouvrant d'un gant si elle vient à se meurtrir. La couenne doit être râblée de sel jusqu'à ce qu'elle perle. Il faut aussi, au moyen de trouées, tâcher d'introduire le sel, autant que possible, jusqu'aux gros os.

Si la saumure devient fétide, il est alors nécessaire de

______

(1) Il s'y trouve une lettre du médecin *Mitchel* à son collègue *Caldwell*, *on Illustration of the spoiling when cured with Liverpool salt*, etc.

l'ôter pour la faire bouillir; on a soin de lui enlever la crasse en l'écumant, et lorsqu'elle est redevenue froide, on la verse de nouveau sur le lard.

De la méthode de saler le porc pour la marine et le commerce.

Il faut bien plus de manœuvres pour le salage des porcs destinés à la marine et au commerce, afin que le lard se conserve salé. En premier lieu, lorsque, après les opérations décrites dans le paragraphe précédent, le sel se trouve métamorphosé en saumure, il faut en retirer le lard et le mettre en presse de vingt-quatre à quarante-huit heures; après quoi, il doit être salé de nouveau, comme la première fois, et ensuite placé au saloir de la manière indiquée. Dès que le sel est fondu, le lard s'en retire de nouveau et se découpe en morceaux proportionnés à la futaille qui va le renfermer. Les morceaux sont encore une fois râblés de sel, et on les dispose dans le tonneau de manière à ce qu'ils se touchent le plus possible; enfin, lorsque le tonneau est rempli, il faut l'inonder d'une forte saumure, pour que tous les interstices s'en remplissent. La futaille est fermée ensuite; on doit la retourner souvent sens dessus dessous.

Le salpêtre, dont nous avons parlé, ne doit s'employer avec le sel qu'au moment où l'on saupoudre la chair en la mettant en futaille. La saumure doit avoir une densité telle qu'un œuf de poule puisse surnager dessus. Il ne faut pas y mêler la hure et les pieds, qui consistent pour la plus grande partie en os, attendu que cela diminuerait la valeur de la chair de porc comme branche de commerce; c'est par la même considération qu'on en écarte aussi l'échine.

Il faut défoncer la futaille lorsqu'on veut renouveler

la saumure ; mais, pour éviter cette peine, nous conseillons de munir le fond d'un trou par lequel la saumure pourra s'écouler et le renouvellement s'effectuer.

De la manière de saler le porc d'après M. Hales.

Le célèbre Anglais *Hales* a fait connaître, vers le milieu du siècle passé, une méthode particulière **pour le** salage : cette méthode mérite beaucoup d'attention, **et il** est étonnant qu'elle n'ait pas encore été généralement introduite ; nous allons la décrire dans ce paragraphe.

Quand le porc est tué de la manière indiquée en ouvrant les veines jugulaires et les carotides, il faut, incontinent après que l'écoulement du sang a cessé, ouvrir le bas-ventre assez pour pouvoir découvrir la grosse artère sous les rognons ; on la coupe transversalement : dans l'ouverture antérieure, celle tournée vers le côté du cœur, on passe le tuyau AC, c'est à dire le côté le plus long de l'instrument d'injection (Pl. 2, *fig.* 8), on introduit l'autre extrémité AB dans l'ouverture de l'artère du côté opposé, après quoi, on lie bien avec une ficelle l'une et l'autre ouverture de l'artère sur chacune des extrémités C et B, dans les rainures qui y sont pratiquées exprès : on remplit alors de saumure l'entonnoir ED de l'instrument, et on y en fait passer à mesure qu'il se vide. Plus l'entonnoir est long, mieux la saumure pénètre dans le corps, parce que la pression est plus grande : il vaut donc mieux que l'entonnoir soit long et peu large. Pour empêcher la saumure de revenir dans l'entonnoir, on ferme un robinet placé en F.

L'instrument peut être en bois. Les extrémités peuvent avoir en longueur, AC, 12 cent., et AB, 7 cent : il faut qu'elles soient assez petites au bout pour pouvoir entrer facilement dans le calibre de l'artère ; elles peuvent augmenter de diamètre en s'approchant du point A. La partie verticale ED représente un tuyau en forme d'entonnoir ; la partie intérieure s'adapte à la partie ED par une vis (1).

Pour l'injection, il faut se servir d'une saumure ordinaire, avec l'addition prescrite de salpêtre. Cette dissolution doit être très claire et avoir été passée dans un linge, afin qu'elle puisse pénétrer dans les vaisseaux les plus déliés. Lorsque la saumure ne baisse plus dans l'entonnoir, et lorsqu'on s'aperçoit, au goût du liquide qui sort d'une petite incision pratiquée dans le corps, qu'elle a pénétré partout, on ferme le robinet et on ôte l'entonnoir : après quoi, il faut laisser l'animal pendu quelques heures avant de le vider, en ayant la précaution de mettre les boyaux hors de la cavité du ventre, afin qu'ils ne communiquent aucun mauvais goût à la chair. L'auteur a vérifié qu'en voulant ôter les tuyaux d'abord après l'injection, il s'en échappait une grande quantité de saumure. On peut ainsi injecter seulement la moitié d'un animal, en liant à leur origine toutes les artères qui vont de l'autre côté du corps.

Hales prétend que la chair injectée de cette manière se conserve bien pendant dix jours, et au delà de six mois lorsqu'elle est ensuite préparée au sel selon la coutume ordinaire : il lui faut plus de temps, à la vérité, qu'à d'autres viandes salées pour tremper et se cuire ; mais aussi deviendra-t-elle plus tendre et plus succulente, d'après l'expérience que j'en ai faite.

---

(1) Une seringue avec un canon à double tuyau serait beaucoup plus commode, il faudrait seulement prendre garde de pousser trop fortement l'injection, et en retirant la seringue il faudrait ou laisser le canon en en bouchant l'orifice libre, ou lier les ouvertures de l'artère.

De la méthode suédoise de saler le porc.

C'est l'usage, dans plusieurs endroits, de râbler la chair du porc avec le sel, immédiatement après la mort de l'animal, avant qu'il soit refroidi, sans le mettre, au préalable, en saumure, et de l'accrocher aussitôt à la fumée ; l'on prétend qu'elle devient, de cette manière, très tendre et très succulente : aussi n'est-il pas nécesaire, lorsqu'on veut la faire cuire, de la laisser tremper autant que d'autres chairs salées, et elle conserve, par conséquent, davantage son goût succulent.

L'auteur a fait fumer de cette manière la chair de cheval, qui s'est trouvée délicieuse ; il a fait la même expérience sur d'autres sortes de chair, et il a obtenu le même effet. Il faut seulement observer, pour la conservation de la chair, que le sel soit introduit jusqu'aux os, et qu'elle a besoin de rester un peu plus long-temps à la fumée. La fumée doit aussi être très froide, autrement la chair corrompt les os. Mais l'auteur n'ose recommander cette manière de saler la chair de porc destinée pour les voyages de long cours. Cette méthode donne, au reste, un lard salé délicieux et d'un usage avantageux dans les ménages particuliers.

Manière de fumer le lard et la viande de porc.

Divers peuples tirent un grand parti et de grands bénéfices de la chair de porc salé ; son enfumage est aussi un objet d'importance. Elle se pratique de plusieurs manières ; mais, quelle que soit la méthode qu'on prenne, l'essentiel est que l'enfumage se fasse au feu de bois, et que la fumée se trouve aussi froide que possible. Dans les ménages ordinaires, le porc salé prend la fumée dans la cheminée ; mais la fumée y est ordinairement trop chaude, ce qui rend le lard rance et lui fait perdre de son goût. Pour prévenir cet inconvénient, on a établi, dans plusieurs endroits, des réservoirs contigus aux cheminées, dans lesquels on introduit la fumée au moyen d'un soupirail ou lucarne qui communique et passe de la cheminée aux réservoirs. Les paysans qui n'ont point de cheminée dans leur maison, et chez lesquels la fumée se répand, par conséquent, dans toute l'habitation, fument la chair en l'accrochant sur le faîtage.

De toutes les manières de fumer, celle qu'on pratique en Suède est la meilleure. On a une chambre haute de 9 à 12 décimètres, dans laquelle est pratiquée une ouverture qui donne dans la cheminée. Au bout du tuyau de la cheminée, est pratiqué un soupirail ou lucarne, lequel ayant été ouvert, on met le feu aux copeaux de bois préparés à cet effet : la fumée ainsi que la chaleur passent d'abord dans la cheminée ; mais quand les copeaux se trouvent bien allumés, on ferme en partie le soupirail pour que la fumée se répande dans la chambre, tandis que la majeure partie du calorique continue à passer par la cheminée.

Les fameux jambons de Westphalie sont ordinairement fumés à la cheminée ; mais dans ce pays-là on ne tient pas beaucoup de feu au foyer, afin d'avoir une fumée froide.

La fumée des fagots de genièvre et celle de l'écorce de bouleau donnent un agréable parfum aux jambons ; on peut aussi se servir, avec avantage, de copeaux de hêtre et de chêne. En général, on peut compter que tout bois qui n'exhale pas une mauvaise odeur est propre à fumer le porc. Les plantes aromatiques, dont le midi de l'Europe est si gratifié, peuvent aussi servir à cet usage ; la grande ortie piquante ou l'ortie commune

(*urtica dioica*) est particulièrement très bonne pour cela. Il ne faut pas employer la tourbe, parce qu'elle donnerait un mauvais goût à la viande.

Il convient de laisser le lard suspendu à la cheminée pendant trois à quatre semaines, et même plus s'il doit être conservé long-temps. Dans les habitations rurales où il ne se trouve point de cheminée, il prend la fumée toute l'année, suspendu sous le plancher, sans s'altérer, bien que la chair qui a reçu trop de fumée contracte ordinairement un goût aigrelet. Peut-être que la grande circulation de l'air est cause, dans ce dernier cas, que l'acide du bois ne pénètre pas si fortement dans la chair.

De la préparation des jambons.

Comme les bons jambons sont très estimés et donnent lieu à une branche de commerce considérable, il paraît convenable de traiter ici particulièrement de leur préparation. Les jambons d'Angleterre ne sont point fumés à la nouvelle méthode, et trouvent plus de partisans, parmi les personnes non accoutumées à la chair fumée, que les jambons fumés de Westphalie appelés jambons de Mayence.

La préparation anglaise se fait de la manière suivante : l'on prend demi-kilogramme de cassonade pour 9 litres de sel et 64 grammes de salpêtre ; on fait bien sécher le sel dans une poêle, ensuite on le pile avec le sucre et le salpêtre jusqu'à ce qu'il soit réduit en poudre fine ; après quoi, on en râble fortement les jambons et on les laisse pendant trois semaines en saumure, en ayant soin qu'ils en soient entièrement recouverts ; ensuite on les suspend à l'air jusqu'à ce qu'ils soient secs. Cette quantité de saumure suffit à peu près pour saler trois jambons : les petits n'ont besoin que de quinze jours de salage.

Dans la Westphalie, dont les jambons forment une branche de commerce si importante, ils sont râblés de sel et mis en futailles d'une manière si serrée, que la saumure vient à les couvrir. Au bout de quinze jours, on les retire de la saumure, et on les accroche dans une cheminée où l'on brûle ordinairement du bois de hêtre, mais à une telle hauteur qu'ils ne puissent être atteints par la fumée chaude. Après avoir resté à la fumée pendant trois semaines, ils sont descendus et transportés dans un lieu sec. Les cheminées des paysans de Westphalie ne s'ouvrent pas en haut par le sommet comme presque partout ailleurs, mais derrière et sur le côté de la maison, et elles ne montent guère plus haut que le plancher. La fumée se répand ici par toute la maison; mais l'expérience a appris que les jambons qui sont exposés à cette fumée ne sont pas aussi bons que ceux qui se fument dans les cheminées des villes de commerce.

Il y a encore une autre méthode pour la préparation des jambons. Le lard râblé avec du sel pilé et chaud se met sur une table pendant vingt-quatre heures; on en ôte tout le sang et le sel au moyen d'un linge mouillé, ensuite il est mis dans la saumure suivante : on prend, pour 64 kilogrammes de lard, 1 kilogramme de cassonade en poudre, 4 kilogrammes de sel et un quart de kilogramme de salpêtre pilés; on y verse 12 litres d'eau de fontaine, et on fait chauffer jusqu'à ébullition; on remue bien pendant ce temps la saumure, on l'écume, et lorsqu'elle est refroidie on la tamise. Le lard est ensuite mis dans une barrique, et l'on répand sur chaque couche un mélange de 2 décigrammes de girofle, autant de poivre, 8 décigrammes des quatre épices, le tout pilé; on verse également de la saumure sur chaque couche.

Le lard est retourné tous les trois jours dans la barrique, et au bout de douze à seize il en est retiré, pour être pendu à l'exposition d'une fumée froide : celle du chêne est préférable. Cette exposition à la fumée peut se borner à dix ou douze jours si celle-ci est continue. Le goût des jambons ainsi préparés surpasse peut-être celui des jambons de Westphalie.

De la préparation des divers boudins et saucisses.

Il se prépare avec les diverses parties du porc un grand nombre d'espèces de boudins qu'on nomme boudins de gruau, boudins de sang, boudins de foie ou boudins blancs, boudins de poumons, des saucisses, des saucissons, des cervelas, etc.

Ce n'est pas le cas de décrire ici toutes les différentes manières dont ces boudins, saucisses ou saucissons s'apprêtent ; d'ailleurs les méthodes en sont si variées, qu'il n'est guère possible de rien prescrire de positif à cet égard. L'essentiel consiste à avoir des boyaux bien nettoyés, bien trempés dans l'eau tiède avec une addition de sel, et qui doivent ensuite être rincés à l'eau fraîche jusqu'à ce qu'ils aient perdu toute mauvaise odeur. Les parties destinées à composer le boudin doivent être hachées et pilées, et assaisonnées d'aromates selon le goût ou la mode du pays. On compte dans le nombre des épiceries pour les boudins, saucisses, etc., le thym, le romarin, le basilic, la sauge, les oignons, le poivre, le piment, le girofle, la noix muscade et l'écorce de citron, sans oublier le sel.

Les boudins de gruau sont faits, par exemple, avec du gruau d'avoine, d'orge et de riz, et avec du sang de porc, de la panne coupée menu, du sel et divers aromates ; ils sont bouillis et mangés ainsi, comme aussi frits ou grillés.

Les saucisses sont faites de chair de porc crue, comme du ventre et de la poitrine, des épaules, de l'échine, etc. La chair mêlée de diverses épiceries est hachée très menu, et ensuite introduite dans les boyaux les plus fins et les plus étroits. Ces saucisses se mangent ordinairement grillées; la chair de bœuf, celle de veau et autres en relèvent le goût, à ce qu'on prétend. Les saucisses de Bologne et celles de Minorque, connues sous le nom de *sobreassades*, jouissent d'une très grande réputation.

Les boudins s'apprêtent de différentes manières : les uns les composent de panne coupée menu, de sang de porc, d'épiceries fines et d'oignons frits; le tout, mêlé ensemble, est mis dans les boyaux. Ces sortes de boudins sont bouillis, ou frits, ou grillés. D'autres prennent aussi la panse qu'ils font bouillir; ils coupent en petits morceaux du pain blanc fin qu'ils mettent tremper dans du lait et qu'ils passent ensuite au tamis; ils y ajoutent des aromates à volonté : le tout est associé au sang de porc et forme une pâte dont on remplit les boyaux moyens. En d'autres endroits, on ajoute aussi au pain blanc trempé les mêmes parties que pour les andouilles, comme le flanc, le foie, les rognons, la bedaine, la côte, la chair du cou, etc.; le tout, bouilli, haché menu et associé aux aromates requis, est brouillé dans le sang du porc et versé dans les boyaux.

Le boudin de foie se fait avec le flanc, le foie, les rognons, la crépine, la bedaine dépouillée de la peau, et un peu de pain blanc. On hache et on fait bouillir le foie, les rognons et le cœur avec les autres parties de l'animal; on trempe le pain dans un bouillon tiré d'une ébullition, on ajoute des épiceries, et l'on fait du tout, au moyen de ce bouillon, une masse pâteuse dont on farcit les boyaux. On met ensuite bouillir les boudins pour être mangés dans cet état, ou bien on les fume, ou enfin on les prépare comme des saucissons.

Les boudins de poumons se font avec le flanc seulement, qu'on coupe menu lorsqu'il est encore cru ; parfois l'on y mêle un peu de panne coupée : ces boudins sont vendus à la classe pauvre.

Les cervelas, ou les saucissons du flanc, forment une branche de commerce très importante : autrefois on ne les fabriquait qu'en Italie ; mais maintenant il s'en fait partout. Les cervelas de Milan avaient surtout une grande réputation ; ils étaient faits de 3 kilogrammes de chair de porc, demi-kilogramme de lard, 1 hectogramme 4 décigrammes de sel et 4 décigrammes de poivre. Ces ingrédiens étaient hachés fin et pilés, ensuite arrosés d'un kilogramme de vin et demi-kilogramme de sang de porc, mêlés de 2 décigrammes de cannelle pilée, d'autant de girofle concassé, et de quelques morceaux de lard tirés de la hure du porc et bien assaisonnés d'épiceries. Les boyaux étaient farcis de ce hachis, bouillis et ensuite pendus à la fumée jusqu'à ce qu'ils fussent bien secs et fermes. Les mortadelles et boudins de Bologne sont de la même composition : quelques uns prétendent qu'on y ajoute de la chair d'ânon. Ces boudins se font en Allemagne avec 10 kilogrammes de chair de porc, 3 kilogrammes $\frac{1}{4}$ de chair de bœuf, un quart de kilogramme de sel, 1 hectogramme de poivre et deux noix muscades ; ils sont de suite pendus à la fumée sans avoir été préalablement bouillis. Il est essentiel que la farce soit très fine et exempte de parties tendineuses, et qu'elle soit bien pressée dans les boyaux.

Les andouilles qui se fabriquent à Troyes ont une grande réputation. Voici quel est le mode de leur préparation : les boyaux de porc, et la fraise de veau et d'agneau, qui composent principalement ces andouilles, sont mis à tremper dans du vin avec du sel, du poivre, les oignons coupés en tranches, du thym, des feuilles de laurier et du basilic. On hache le tout très menu, on y mêle du sel fin, des aromates, et on introduit cette composition dans les boyaux. Les andouilles sont cuites dans du bouillon avec un peu de panne, du persil, des oignons, du thym, des feuilles de laurier, du basilic, du sel et du poivre ; après quoi, on les grille. On emploie aussi le ventre pour la confection des andouilles, et on les apprête de la manière indiquée; mais on les fait bouillir dans leur propre jus avec un peu d'eau, du vin blanc, des aromates fins, du sel et des oignons.

On fait aussi une sorte d'andouilles de la cervelle hachée, dépouillée de sa membrane et de ses veines, en y associant du sel, du macis, du gingembre, du poivre, du safran, des raisins de Corinthe, des jujubes dépouillées de leurs noyaux, des amandes pilées et coupées en tranches, une couple d'œufs et un peu de lait. On échaude à l'eau cette andouille ainsi préparée, on la grille, on l'enduit de beurre et on la sert chaude.

D'autres ajoutent aussi à ces andouilles de chair de porc de la panne et du pain blanc, et les mettent sur le gril sans les faire bouillir auparavant.

Moyens de remédier aux inconvéniens de l'engrais à la faînée.

L'engrais à la faînée rend, comme l'on sait, un lard huileux, qui, soit à la fumure, soit au garde-manger, a le défaut de s'égoutter, et de perdre, par conséquent, et de son poids et de sa bonté. Pour prévenir cet inconvénient, il faut, comme il a déjà été dit, joindre à cette nourriture un peu de grain, afin de bonifier le lard en le rendant dur et ferme. On obtient le même avantage lorsqu'on trempe le lard à l'eau de puits pendant une quinzaine, en ayant soin de la renouveler chaque jour. A cet effet, l'instituteur *Inssou*, à Bickling, a indiqué le moyen suivant :

« Dès que les porcs sont tués et coupés en tranches, il faut mettre celles-ci dans un saloir ou une cuve, et les inonder d'eau claire qu'on renouvelle chaque vingt-quatre heures : ce procédé doit être continué pendant quinze jours. Puis il faut mettre le lard au sel et l'y laisser, comme à l'ordinaire, pendant trois à quatre semaines ; après quoi, il est mis à la fumée, en le traitant, au reste, comme d'autre lard. De cette manière il n'est plus sujet à s'égoutter, et il ne perd rien de sa douceur. »

L'auteur du présent *Traité* a vérifié par des expériences ce qu'*Inssou* a avancé, et il a trouvé le même résultat.

Il vaut cependant mieux toujours terminer l'engrais du porc en lui donnant du grain : on est bien plus sûr d'arriver au but.

De la conservation et de l'envoi de la viande du porc.

Tout ce qui défend le lard fumé ou salé contre l'humidité et le libre accès de l'air, et qui en même temps l'entretient en état de fraîcheur, peut être regardé comme contribuant à sa conservation. La sécheresse préserve le lard de la moisissure, comme l'exclusion de l'air chaud l'empêche de se rancir.

Il est donc très important que la chambre où l'on garde le lard soit un endroit frais. Dans les petits ménages, on le conserve fort bien en l'enveloppant de drèche. Il en est de même en le pendant sous le plancher ou sous un toit de chaume, où il se trouve continuellement dans un air frais. On prétend aussi que le lard, tant le salé que le fumé, se conserve très bien en l'enveloppant de foin bien serré de toutes parts, et en l'enfermant dans une caisse bien close, qui doit être placée dans un lieu sec et frais. Les Anglais font des envois de jambons fumés dans les climats chauds, en les couvrant de sciure sèche de bois ; il m'a été assuré que ces jambons se conservent supérieurement bien et qu'ils se trouvent d'un très bon goût. D'autres préfèrent à la sciure des copeaux de bois sec. J'ai moi-même expérimenté qu'on peut envoyer avec assurance dans les pays chauds les jambons fumés, en les râblant bien de sel et de girofle jusqu'aux os, et en les emballant enveloppés de drêche dans une caisse bien fermée. Les jambons peuvent aussi être envoyés couverts de sel dans une barrique, de la même manière qu'on expédie la chair fumée.

De l'emploi des os de porc à la nourriture de l'homme.

Les os de porc renferment, comme ceux des autres quadrupèdes, de la gélatine qui fait la moitié de leur poids : aussi font-ils de bon bouillon. Mais comme la chair qui enveloppe ces os est ou fumée ou salée, le bouillon en contracte un goût particulier, et ne saurait servir à la soupe aux choux ou aux pois.

Pour ôter aux os salés et fumés une partie de leur sel et de leur goût étranger, il faut leur donner une ébullition à l'eau douce ; après quoi, on les pile, et ils forment alors une espèce de pâte, à cause de la moelle qu'ils renferment. Cette pâte se met dans un petit sac de flanelle propre, et doit subir une ébullition de cinq heures dans un vaisseau bien fermé et par un feu modéré. Il faut prendre la quantité d'eau de 3 à 4 kilogrammes pour un quart de kilogramme de pâte d'os. Le résidu, ayant été séché, se réduit encore une fois en poudre au moyen du pilage ; et cette poudre rend, à la seconde ébullition opérée de la même manière, une gélatine qui renferme moins de parties grasses que celle du premier bouillon. La moitié du poids des os étant gélatine, et 8 décagrammes de cette gélatine suffisant abondamment pour la soupe d'une personne, il en résulte qu'il y en a pour un grand nombre de personnes dans les os d'un seul porc.

Du fumier de porc.

Le fumier de porc est, à tort, déprécié par le cultivateur. Ce fumier est celui qui, sous le rapport de son action sur les plantes, approche le plus des excrémens de l'homme : aussi est-il très excitatif. Il paraît, d'après cela, que le fumier de porc convient mieux à un sol humide et rude qu'aux terrains secs et légers, et mieux pour les céréales d'hiver que pour celles d'été.

Il résulte des analyses chimiques que 50 kilogrammes de fumier de porc recèlent 39 kilogrammes d'eau, 2 kilogrammes d'huile (conséquemment une grande quantité de carbone et d'hydrogène), 1 kilogramme à peu près de sel, 5 kilogrammes un quart de chaux, 2 kilogrammes un quart de silice, un peu de fer et une partie de terre calcaire. Il faut cependant observer que ce fumier renferme plus de substance nutritive pour les végétaux quand les porcs sont nourris de rinçures ou de faînes, de grains ou de chair. Sa trop grande activité se tempère en le mélant en tas à des engrais de nature végétale.

Le fumier de porc sert avantageusement à la culture du houblon. Les cultivateurs anglais ont aussi reconnu qu'il y a un grand avantage à tenir les porcs en trou-

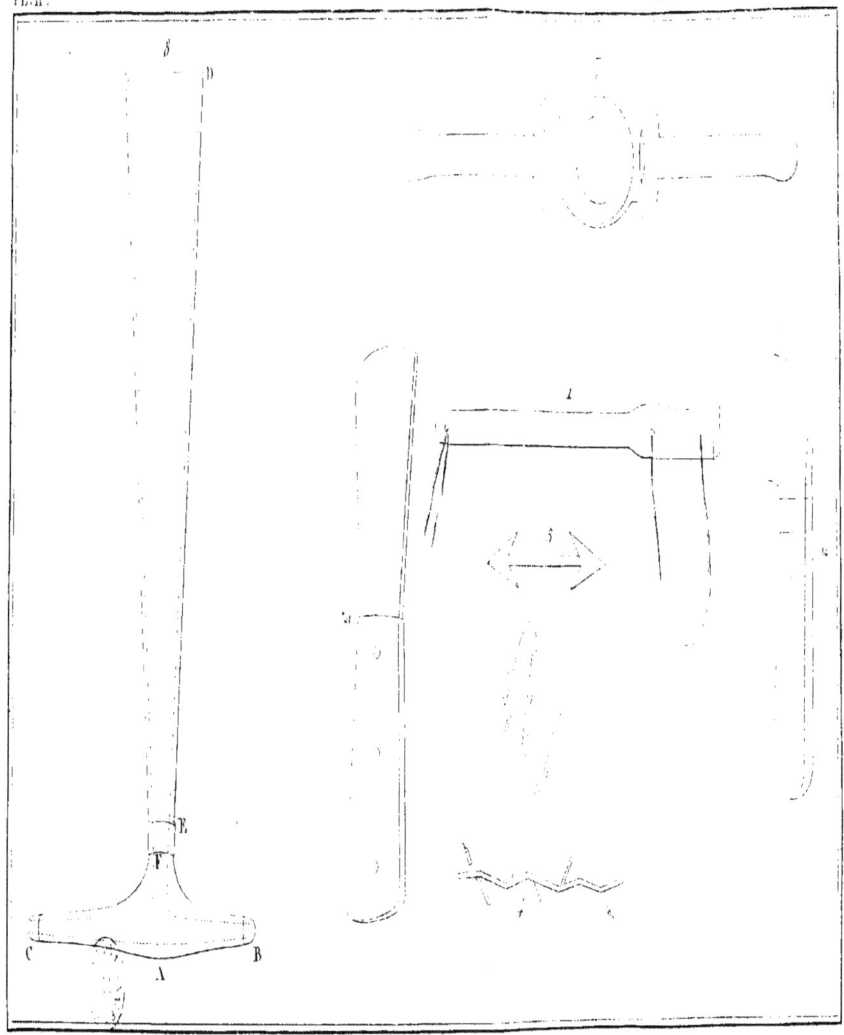

peaux, comme les brebis, dans les champs semés de froment; mais il faut, pour cela, que le froment n'ait pas encore paru, et il est d'ailleurs entendu que le porc doit être bouclé.

Ce fumier sert aussi, mêlé d'urine, pour les foulons à draps.

On l'employait autrefois comme remède en diverses maladies. Nous lisons que l'excrément chaud du porc, tenu sous le nez, a arrêté le saignement de cette partie, .et que c'est un spécifique contre l'hémorrhagie de la matrice, en l'appliquant renfermé dans un linge à l'orifice de la vulve. On recommande une décoction du fumier de porc avec du vin blanc pour la fièvre intermittente; on la donne filtrée au malade à la dose de trois à quatre cuillerées, et elle produit chez lui une forte sueur. On s'en est aussi servi contre les morsures venimeuses, comme aussi contre les plaies galeuses et la colique des chevaux. Nous avons lieu de nous applaudir des lumières de notre siècle, qui ont fait rejeter des remèdes aussi dégoûtans, et qui produisent d'ailleurs si peu d'effet, pour leur en substituer de moins désagréables et de plus efficaces.

EXPLICATION DE LA PLANCHE II.

Fig. 1. Moraille pour serrer le groin du porc en le châtrant.
    2. Bistouri de castration, à lame large et courte.
    3. Autre bistouri de castration.
    4. Couture simple du ventre après la castration.
    5. Boucle en forme de flèche pour empêcher le porc de fouger.
    6. Boucle en forme de *S*.
    7. Instrument pour l'introduction des médicamens.
    8. Instrument d'injection pour le salage du lard.

ADDITIONS

AU MÉMOIRE DE VIBORG,

CONCERNANT

LES MALADIES DES PORCS.

<hr>

1°.

De la maladie qui a régné épizootiquement sur les porcs en 1820 et 1821; par J.-B. Didry, maréchal vétérinaire, membre de la Société d'agriculture et arts du département de la Meuse; 15 avril 1822.

Parmi les animaux que l'homme a soumis à la domesticité, le porc est, sans contredit, un de ceux dont les maladies ont été le moins observées, et sur lesquelles on n'a que des données très vagues. Le peu d'avancement de la médecine d'un animal aussi utile est dû, sans doute, à l'espèce de dédain qu'on a généralement pour lui ; peut-être aussi à ce que, dans l'état privé, il conserve en partie son caractère sauvage. Aussi, quand un porc tombe malade, s'empresse-t-on de considérer sa maladie comme mortelle, sans se donner la peine de l'examiner, et l'on se fonde sur ce dicton-ci, *Porc malade, porc crevé,* dicton qui est sans cesse dans la bouche des possesseurs de ces animaux.

Je me bornerai ici à parler de l'affection la plus commune de ces animaux, affection quelquefois sporadique, mais qui a régné épizootiquement, en 1820 et 1821, dans le pays que j'habite, et qui, dans tous les cas, est très meurtrière. Je n'omettrai pas de signaler les erreurs généralement répandues à son égard.

Je considère la maladie épizootique qui, en 1820 et surtout en 1821, a exercé de si grands ravages sur les porcs, comme une affection essentiellement inflammatoire, partielle ou générale, qui, en raison de son intensité, se termine souvent par la gangrène; je la définis donc :

Phlegmasie aiguë très intense, offrant, dans son cours, des symptômes souvent disparates, mais qui se rapprochent toujours du type inflammatoire, et consistant dans l'inflammation de la membrane muqueuse du tube digestif, inflammation qui s'étend le plus ordinairement aux organes environnans : il n'est pas rare, toutefois, d'observer un état général d'inflammation, qui semble se rapprocher de la fièvre inflammatoire : mais il est digne de remarque que l'inflammation commence toujours par le tube digestif, sans doute en raison de ce que cet organe reçoit, le premier, l'impression des causes morbifiques.

Cette affection a été envisagée sous plusieurs points de vue, la plupart fondés sur des considérations purement gratuites ou erronées. C'est ainsi que la rapidité du cours de cette maladie et l'examen de quelques symptômes le plus souvent imaginaires ou mal observés l'ont fait comparer à l'anthrax, et lui ont mérité les noms de *charbon*, de *fièvre charbonneuse*. Elle a aussi reçu le nom de *pourpre*, en raison de la teinte violacée que prend la peau dans le cours et surtout au déclin de la maladie.

En considérant cette affection comme charbonneuse,

on tombe dans une erreur grave par rapport au traitement curatif, parce qu'on oppose à la maladie des moyens qui ne font que l'aggraver au lieu de la détruire : il n'en est pas de même par rapport au traitement préservatif, parce qu'alors on considère la maladie comme contagieuse, et l'on met en jeu tous les moyens possibles d'assainissement et de désinfection.

On a cru et l'on croit encore que cette maladie consiste dans la présence de plusieurs soies réunies en faisceaux d'un côté·ou de chaque côté du cou, lesquelles soies, après avoir traversé le corps de la peau, s'enfoncent progressivement en passant à travers les autres tissus, parviennent jusqu'au larynx, le perforent, et font ainsi périr ces animaux par suffocation. On ne voit alors d'autre moyen curatif que celui qui consiste dans l'enlèvement de ces soies, surtout dès le début de la maladie (1). Cette considération purement imaginaire, puisque ces houppes de soies existent chez presque tous les porcs, a été singulièrement étendue par cette foule de charlatans qui abusent de la confiance et de la crédulité des habitans des campagnes. Au surplus, il est facile de s'apercevoir que l'on a cherché à rapprocher cette affection de celle connue sous le nom de *soie* ou *pustule maligne*, dont *Chabert* a donné la description dans le deuxième volume de ses *Instructions* et *Observations sur les animaux domestiques*, et qui a pour caractères : tache noire assez large à la peau d'un côté ou de chaque côté du cou ; soies dans cet endroit réunies en faisceaux ; douleur excessive quand on tiraille ces soies ; mais l'affection épizootique dont il s'agit n'a aucun rapport avec

____

(1) Cette affection imaginaire est connue sous les noms de *soie*, *pique*, *piquette*, *soyon*.

cette précédente maladie, qui n'est qu'une variété de l'*angine gangreneuse.*

Symptómes.

Le cours de cette maladie est tellement rapide, ses périodes se succèdent avec une rapidité telle, qu'on ne peut guère les distinguer, et que l'affection a déjà fait de grands progrès au moment où l'on s'aperçoit que les animaux sont malades. Sa durée varie de deux heures, et quelquefois moins, à trois et même cinq ou six jours. Elle s'annonce d'abord par la diminution de l'appétit, la tristesse, l'abattement, la toux plus ou moins forte, sèche et fréquente, les vomissemens plus ou moins répétés, ou les efforts pour vomir, sans que l'animal puisse y parvenir; la maladie faisant des progrès, l'appétit devient nul, l'abattement est complet, les animaux chancellent comme s'ils étaient ivres, ils peuvent à peine se soutenir; les oreilles sont alternativement froides et chaudes; les yeux sont ternes et recouverts en partie par les paupières tuméfiées, quelquefois cependant ils sont plus brillans que dans l'état de santé; la bouche a une chaleur brûlante; elle laisse fluer une bave visqueuse, d'autant plus abondante, que la mâchoire inférieure est attaquée de mouvemens convulsifs plus forts : ces convulsions qui, dans le principe de la maladie, sont à peine remarquables, se développent avec elle en se manifestant par accès d'autant plus rapprochés, que la maladie a fait plus de progrès : ces convulsions paraissent quelquefois continues; elles durent alors jusqu'à la mort, qui ne se fait pas attendre long-temps : la respiration est agitée, difficile, l'air expiré est plus chaud que dans l'état de santé; l'épine dorsale voûtée en haut; le ventre est dur, tendu, excessivement douloureux à la plus légère pression ; les flancs sont souvent retroussés ; les évacuations stercorales difficiles, souvent même impossibles ; il en est de même de l'évacuation des urines ; la queue est pendante et droite, au lieu d'être contournée en spirale comme dans l'état de santé : la toux, qui était fréquente, devient rare, moins forte, d'une exécution plus difficile ; la voix change d'une manière notable ; elle est très aiguë, et peut être comparée à celle des petits porcs qui viennent de naître : ce changement est généralement connu sous le nom de *cri de la mort.*

Ces symptômes s'aggravent bientôt ou sont remplacés par d'autres encore plus alarmans : ainsi l'animal, qui ne peut plus se soutenir, reste plutôt couché sur le ventre que sur le côté ; la respiration est tellement gênée que l'on craint la suffocation ; à chaque instant, les yeux tournent dans les orbites ; l'animal, qui, à la plus légère pression du ventre, témoignait une vive douleur, paraît alors insensible, ce qui semblerait annoncer le développement de la gangrène ; la peau prend une teinte bleuâtre en différens endroits ; mais cet état devient bientôt général ; il se manifeste des sueurs partielles, presque toujours froides aux flancs et aux oreilles. Ces symptômes prennent toujours plus d'intensité ; l'agitation, qui est extrême, est quelquefois entrecoupée par des momens d'un calme apparent ; le plus souvent les animaux périssent au milieu des convulsions.

Lorsque la maladie doit avoir une terminaison heureuse, les symptômes graves que je viens de décrire diminuent graduellement d'intensité ; les mouvemens convulsifs des mâchoires n'existent pas toujours, et quand ils existent, ils disparaissent insensiblement ; la peau ne prend que rarement la teinte bleuâtre ; mais quand elle présente ce symptôme, des lambeaux plus ou moins grands sont détachés de cet organe par une suppuration plus ou moins abondante, qui se développe dans le corps même de la peau. Dans la plupart des cas où la peau ne prend pas la teinte violacée, il se manifeste à toute la surface du corps une éruption de petites taches dont les plus grandes sont aussi larges qu'une pièce d'un franc ; ces taches se convertissent bientôt en pustules, qui suppurent pendant deux ou trois jours et se dessèchent. Quand on voit au milieu des symptômes alarmans que cette éruption se déclare, on peut augurer favorablement de la terminaison de la maladie.

Telle est la marche que suit cette redoutable affection, qui est donc essentiellement caractérisée par l'inappétence, les vomissemens ou les efforts pour vomir, le chancellement, la douleur du ventre, la gêne de la respiration, les convulsions des mâchoires, la teinte bleuâtre qui affecte la peau, ou l'éruption d'une grande quantité de pustules, éruption qui ne s'observe pas chez tous les animaux qui guérissent.

J'ai omis ici à dessein de parler de l'état du pouls, car avec des animaux aussi indociles, que l'on met dans la plus grande agitation à la plus légère contrainte, on ne peut guère tenir compte des différences qu'il pourrait présenter ; de plus, la difficulté de l'explorer sur une artère quelconque superficielle, en raison de la grande quantité de tissus cellulaires et adipeux qui environnent ces vaisseaux, oblige d'avoir recours aux pulsations du cœur, lesquelles ne peuvent pas toujours être facilement perçues ; il est, toutefois, remarquable que, vers le déclin de la maladie, les battemens du cœur sont tellement précipités et fréquens, qu'on a beaucoup de peine à les compter ; ils s'effacent ou paraissent s'effacer peu de temps avant la mort.

Tous les symptômes que je viens de décrire appartiennent essentiellement à la phlegmasie aiguë ; il peut arriver (ce qui n'est pas très rare) que la maladie passe à l'état chronique : dans ce cas, les symptômes inflammatoires diminuent d'intensité, l'appétit paraît revenir un peu ; mais l'inflammation subsiste toujours, la maigreur devient plus grande, la diarrhée succède à la constipation, elle est ordinairement muqueuse ; les évacuations s'exécutent toujours avec de grandes douleurs, et la mort survient au bout de dix-huit à trente jours. On a vu la maladie se prolonger au delà de trois mois.

Autopsie cadavérique.

Les lésions qu'on observe à l'ouverture des cadavres ne sont pas toujours relatives à la durée de la maladie. Le tissu cellulaire est fortement injecté, surtout dans les endroits sur lesquels les animaux ont été le plus souvent couchés ; le tissu intermusculaire est parfois détruit dans plusieurs parties du corps ; les portions correspondantes des muscles sont noires, décomposées en quelque sorte, et offrent les traces d'une inflammation très intense ; on trouve souvent du sang coagulé, noir et rassemblé en un ou plusieurs foyers dans divers interstices musculaires, surtout en dessous de la grande portion du muscle *iléo-spinal*, de cette portion qui s'étend depuis les vertèbres du cou jusqu'aux lombes ; l'abdomen renferme une plus ou moins grande quantité de liquide parfois séreux, le plus souvent sanguinolent. L'intestin, surtout le grêle, présente des portions entièrement noires ; la muqueuse, dans ces endroits, est épaissie, noire ; une infiltration sanguine sépare cette membrane de la musculaire ; des ecchymoses plus ou moins étendues s'observent sur la muqueuse des gros intestins ; les organes environnans, tels que l'épiploon, le foie, la rate, le mésentère, paraissent avoir participé à l'état inflammatoire. On trouve souvent dans le mésentère des ganglions fortement gorgés et noirs, quelques uns de ces engorgemens égalent parfois le volume d'un œuf de poule : les poumons sont gorgés d'un sang noir, le cœur est beaucoup plus volumineux que dans l'état naturel ; sa substance est molle, décolorée, semble être cuite et se déchire facilement ; ses cavités, surtout les droites, offrent les traces de l'inflammation la plus intense ; la membrane qui les tapisse est parsemée d'ecchymoses plus ou moins nombreuses et étendues ; l'intérieur des gros vaisseaux présente les mêmes particularités ; le crâne offre aussi parfois des lésions non moins remarquables ; les méninges présentent souvent des ecchymoses plus ou moins étendues, leurs sinus sont gorgés de sang ; on trouve du sang épanché à la surface du cerveau ainsi que dans l'intérieur de ses ventricules ; on observe aussi quelquefois le ramollissement de la substance cérébrale ; les plexus choroïdes sont quelquefois tellement gonflés que leur volume égale celui d'une grosse noisette.

Telles sont les lésions qu'on observe le plus ordinairement, toutefois ne se rencontrent-elles pas sur tous les cadavres ; aussi, quand la maladie ne dure que quelques instans, les désordres les plus remarquables s'observent au cœur ou au cerveau, tandis que les viscères abdominaux présentent les lésions les plus profondes quand la maladie dure plusieurs jours ; cependant on doit observer que, dans tous les cas, l'intestin grêle, surtout, offre des lésions évidentes.

L'examen des symptômes et des lésions cadavériques démontre évidemment que la maladie est inflammatoire, que la décomposition apparente des organes ne doit être rapportée qu'à l'inflammation et non à l'adynamie, comme plusieurs personnes le croient ; car l'adynamie doit être extrêmement rare dans le porc, en raison de sa prédisposition aux inflammations, prédisposition qui reconnaît pour cause la pléthore, en quelque sorte ordinaire à cet animal.

Causes.

Les causes qui paraissent prédisposer les porcs à cette affection sont les suivantes : l'usage des boissons fermentées, ou, mieux, altérées par la fermentation, la mauvaise tenue des toits sous lesquels ces animaux sont renfermés, l'excès de repos comme celui d'exercice, et les différentes constitutions atmosphériques, qui, dans tous les cas d'épizooties, exercent une influence plus ou moins marquée.

On a généralement l'habitude de préparer pour les porcs une grande quantité de boisson à la fois : pour cet effet, on emplit d'eau des cuviers ou des tonneaux, on mêle à cette eau une certaine quantité de son et d'orge moulue ; on puise dans ces vases l'eau nécessaire pour chaque repas, et on la remplace par une pareille quantité d'eau ordinaire. Il est facile de s'apercevoir que la fermentation ne tarde pas à se développer, et l'eau acquiert par là des propriétés excitantes et même irritantes ; son action prolongée sur le tube digestif doit donc occasioner l'irritation et par suite l'inflammation de cet appareil d'organes, laquelle inflammation ne se borne pas toujours là, et gagne d'autres organes et souvent toute l'économie : le résidu de la distillation des grains employés à la fabrication de l'eau de vie, et que, dans plusieurs endroits, on donne au porc à titre d'aliment et de boisson, agit d'une manière encore plus active que l'eau ordinaire dont je viens de parler.

Les toits sous lesquels les porcs sont logés sont, pour la plupart, mal aérés et situés dans des lieux où l'air ne peut circuler librement : ainsi, dans beaucoup d'endroits, ces animaux sont logés dans le même local que les chevaux, les vaches, les brebis; ce que l'on observe principalement dans les campagnes, où les écuries sont remarquables par leur peu d'élévation, et par le défaut d'ouvertures nécessaires au renouvellement de l'air, où les excrémens de ces animaux séjournent sous eux, ou que l'on fait écouler dans des fosses creusées en dessous ou à côté de leurs habitations. Les émanations délétères qui s'en dégagent vicient d'autant plus vite l'air que cet air se renouvelle difficilement; il acquiert par là des propriétés nuisibles, suffisantes pour faire développer une maladie grave, et si les autres animaux renfermés avec les porcs paraissent être moins souvent affectés qu'eux, c'est sans doute en raison du régime plus convenable et de l'exercice auxquels ils sont soumis; en sortant de leur écurie, ils renouvellent l'air pur qu'ils ont besoin de respirer.

On tient continuellement ces porcs renfermés, ou bien on les fait sortir tous les jours. Dans le premier cas, on sait que le repos prolongé augmente l'embonpoint; en outre, par ce défaut d'exercice, l'animal reste continuellement en repos avec les émanations délétères de ses excrémens; dans le cas contraire, on fait sortir, tous les jours, les porcs de leurs habitations; on leur fait parcourir les terres en jachère, où ils restent toute la journée; là le plus souvent ils ne trouvent que très peu de nourriture, et dans le cours de l'été, ils sont continuellement exposés à l'ardeur du soleil : on peut difficilement les en garantir, et il semblerait que cet effet de l'insolation ferait développer en eux l'inflammation du cerveau plutôt que toute autre affection, puisque cette inflammation s'observe plus souvent chez les porcs qui parcourent les champs que chez ceux qu'on tient continuellement renfermés. Ces animaux ne sont pas, toutefois, exposés toujours à la chaleur : les pluies abondantes, dans les temps d'orage, surprennent les porcs au milieu des champs, les refroidissent subitement, et rarement dans leurs toits on leur donne de la paille pour les sécher; ils se couchent tout mouillés sur des planches souvent fraîches; l'humidité de la surface du corps ne disparaît qu'à la longue; le froid, qui dans ce cas se développe à la peau, refoule les forces, les concentre à l'intérieur souvent avec excès : de là le développement des inflammations internes, surtout des organes qui sont préalablement dans un état d'irritation.

Telles sont à peu près les causes qui occasionent une maladie si meurtrière; cependant une cause séparée n'est pas suffisante pour la faire développer, au contraire elle résulte du concours ou de la réunion de la plupart de ces causes; cependant l'usage des boissons fermentées peut être suffisant pour faire naître l'affection inflammatoire, tandis que les autres causes ne font qu'y disposer les animaux d'une manière d'autant plus marquée qu'elles sont plus prononcées.

Pour terminer l'article des causes, il reste à examiner si la maladie est contagieuse ou si elle ne l'est pas.

Il semblerait, au premier abord, que la maladie est contagieuse, en raison de sa gravité, de son prétendu caractère de putridité, et du grand nombre d'animaux qui en sont affectés à la fois; mais rien n'est moins prouvé que cette contagion, puisqu'on doit entendre par là la communication de la maladie d'un animal à un autre animal de même espèce ou d'espèce différente : l'observation m'a suffisamment démontré que cette affection n'était pas contagieuse, l'exemple suivant, que je me bornerai à citer, suffira pour le prouver : dans un toit renfermant neuf de ces animaux, un d'entre eux tombe malade, il reste deux jours dans ce même toit, et meurt au milieu des

porcs ; le lendemain, un autre est trouvé mort, les autres
étaient encore sains ; on n'emploie aucun moyen de désinfection ; et cependant aucun des sept restans n'est tombé
malade. Je pourrais citer d'autres exemples, mais celui-là
seul doit suffire. Au surplus, si on fait attention que tous
ces animaux sont soumis à peu près aux mêmes circonstances, il ne paraîtra plus étonnant qu'un grand nombre
soient affectés de cette maladie, qui disparaît en même
temps que l'on fait cesser les causes qui l'ont occasionée.
Cependant, si l'on n'était pas assez convaincu de la non-
contagion de la maladie, on pourrait mettre en usage
tous les moyens de désinfection, séparer les animaux
sains des malades ; ce qui rendrait plus facile le traitement de ceux-ci.

Traitement.

Il résulte de tout ce qui vient d'être dit que cette affection des porcs étant essentiellement inflammatoire, elle
doit réclamer les moyens propres à combattre les inflammations ; mais comme il est nécessaire, pour arriver à
d'heureux résultats, d'empêcher le développement de
cette maladie chez les animaux qui ne l'ont pas encore
contractée, je vais commencer par le traitement préservatif. On cessera entièrement l'usage des boissons
fermentées, on les remplacera par l'eau ordinaire, dans
laquelle on ajoutera une certaine quantité de son ou de
farine d'orge, pour la rendre nourrissante ; mais on pré-
parera ces boissons toutes les fois que l'on voudra les
donner aux porcs, et il faudra avoir soin de les aciduler
avec environ un décilitre (un verre) de vinaigre par seau
d'eau ; on tiendra les toits à porcs constamment propres,
et on leur donnera le plus d'air possible ; on pourra aussi

laver les animaux à l'eau froide, seulement en été ; mais après ce lavage, on leur donnera suffisamment de paille pour qu'ils puissent se sécher : on les soumettra à un exercice léger, en évitant l'époque de la journée où la chaleur est la plus forte ; on pratiquera une légère saignée à ces animaux, soit en leur fendant l'oreille, soit en leur coupant le bout de la queue. En suivant exactement ce traitement préservatif, on peut être assuré de garantir les porcs de l'affection. Le succès a toujours répondu à l'attente.

Il reste maintenant à parler du traitement curatif : celui que je propose, et que j'ai mis en usage avec le plus grand succès, est uniquement fondé sur l'observation, et sur le résultat d'un grand nombre d'expériences ; car j'ai essayé tous les moyens curatifs proposés avant d'arriver à ce plan de traitement, qui m'a été suggéré par un examen plus attentif des symptômes, et par les fréquentes ouvertures des cadavres.

On divise en deux classes les animaux malades : dans la première, on rangera ceux chez lesquels la maladie ne fait que commencer, tandis que, dans la seconde, on comprendra ceux chez lesquels elle a déjà fait des progrès. Les porcs de la première classe seront soumis au traitement suivant : saignées abondantes ; on pourra les faire avec avantage aux veines qui rampent à la surface interne de la jambe à deux doigts au dessus du jarret, en faisant une compression à environ un pouce et demi au dessus de l'endroit où l'on veut pratiquer cette opération ; la compression étant ôtée, on laissera les saignées ouvertes, elles finiront par s'arrêter d'elles-mêmes ; mais comme ces saignées sont extrêmement difficiles à pratiquer, qu'on les manque souvent, et que ce sont les seules veines sur lesquelles on puisse saigner, quoiqu'on ait prétendu pouvoir le faire aux jugulaires, on en est réduit à fendre les oreilles et à couper le bout de la queue. Pour que ces nouvelles saignées soient un peu abondantes, on fend les oreilles jusqu'à leur base, et on coupe la queue à environ 2 à 5 pouces du corps. Les saignées étant faites, on placera des sétons fortement animés, soit par l'essence de térébenthine ou avec de l'onguent de cantharides; ces sétons ne peuvent guère être placés qu'aux fesses, parce que dans ces endroits la sensibilité du tissu cellulaire paraît être plus grande que dans toute autre partie du corps; l'irritation qui en résultera sera donc plus vive et produira une dérivation plus prompte. Ces moyens extrèmes devront être secondés par l'administration à l'intérieur de boissons mucilagineuses, dans lesquelles on ajoutera une once de nitrate de potasse par pinte de décoction, et que l'on fera prendre, à la dose d'un verre de deux en deux heures; on continuera l'administration de ces breuvages pendant environ vingt-quatre heures : après quoi, on fera prendre aux malades la décoction mucilagineuse sans addition de nitrate de potasse ; au bout de deux jours de ce traitement, quand les sétons ont produit de l'engorgement, on peut considérer les animaux comme guéris. Ils auront dù, préalablement, être assujettis à la diète la plus sévère; seulement on aura pu leur présenter de temps en temps de l'eau tiède blanchie avec un peu de son ou de farine d'orge et acidulée avec un peu de vinaigre. Lorsque les porcs boiront bien cette eau, on leur en laissera boire tout ce qu'ils voudront; dans le cas contraire, on pourra augmenter d'environ un tiers la dose du breuvage mucilagineux. Quand les animaux témoigneront de l'appétit, que les symptômes inflammatoires seront en grande partie dissipés, on pourra faire cuire des racines, telles que le navet, la carotte, et les donner aux porcs, ainsi que l'eau dans laquelle ces racines auront cuit. On continuera cette nourriture jusqu'à parfaite guérison ; après quoi, on remettra les animaux à leur régime ordinaire, en évitant toutes les boissons altérées par la fermentation, et en mettant en usage tous les moyens indiqués dans le traitement préservatif.

Relativement aux animaux de la deuxième classe, ceux chez lesquels la maladie a fait déjà des progrès, la saignée n'est guère indiquée que dans le cas où les symptômes d'inflammation cérébrale sont bien évidens : dans tous les cas contraires, on s'abstiendra de pratiquer cette opération ; car l'observation a démontré que, dans le cas d'inflammation des viscères abdominaux, la saignée ne convient que dans le principe de cette inflammation (1). A l'exception de ce moyen, on emploiera les mêmes que pour ceux de la première classe, seulement ils devront être plus actifs. Aussi on doit s'attacher principalement à déterminer de l'engorgement aux sétons : si on n'y parvient pas par les moyens ordinaires, on traversera avec une tige de fer rougie au feu le passage de la mèche en dessous de la peau ; cette cautérisation déterminera la formation d'une escarre, qui, pour être éliminée, requiert une suppuration abondante. On continuera les autres moyens jusqu'à ce que les animaux manifestent de

---

(1) Si une saignée générale ne convient pas dans certains cas d'inflammation des viscères abdominaux, il faudrait d'abord indiquer pour l'inflammation de quels viscères en particulier il ne faut pas l'employer ; ensuite bien déterminer à quelle époque de l'inflammation, et enfin dans quels sujets et dans quelles circonstances. Le précepte, de la manière dont il est exprimé, peut être accusé d'être faux ; il serait facilement combattu et renversé, et s'il était suivi à la lettre dans la pratique, il produirait de graves erreurs : c'est par cette dernière considération que nous avons cru devoir prévenir nos lecteurs.

l'appétit. A cette époque, on remplacera les boissons émollientes par de légères infusions aromatiques, telles que les infusions aqueuses d'absinthe, de sauge ou de toute autre plante aromatique; mais ces infusions ne doivent être administrées qu'à la dose d'environ un demi-litre par jour, en trois ou quatre fois : on soumettra alors les animaux au même régime que ceux de la première classe, en les y accoutumant insensiblement.

Lorsque l'éruption des pustules aura lieu, on fomentera d'abord la peau par une décoction mucilagineuse tiède; ces pustules une fois en suppuration, on les lavera avec les infusions aromatiques.

Quand les sétons auront produit leur engorgement, la suppuration s'ensuivra bientôt; on l'entretiendra le plus long-temps possible, en lavant à l'eau tiède la mèche du séton, et en l'oignant d'onguent basilicum.

Le traitement que je viens de décrire a souvent été mis en usage pour des porcs chez lesquels la peau avait déjà pris la teinte violacée, et chez la plupart il a été suivi d'heureux résultats.

Je crois que ce traitement est le meilleur pour combattre avantageusement cette maladie; car les autres moyens curatifs reposent sur une médication tout à fait opposée. Or, pour prouver l'efficacité du traitement que je viens d'avancer, il suffira de comparer les résultats obtenus avec l'une et l'autre méthode curative : sur cinquante-quatre de ces animaux traités par moi en 1821, et soumis au traitement débilitant, quarante-six ont été guéris, tandis que sur trente-trois, traités par la méthode excitante, sept seulement ont guéri.

Tel est le résultat de mes observations sur une affection aussi meurtrière : j'ai cru devoir en tracer un tableau détaillé, parce que non seulement elle peut encore se déclarer épizootiquement, mais encore parce que, tous les ans, on est à même de l'observer d'une manière sporadique.

IIo.

Observations de médecine vétérinaire, recueillies dans le grand-duché de Luxembourg, sur les maladies qui attaquent généralement les porcs ; par WIRTGEN, *médecin-vétérinaire à Luxembourg.*

Le porc (*sus scrofa*, L.), famille des pachydermes, n'est à peu près d'aucun rapport durant sa vie (1); mais après sa mort, on retire un produit très avantageux de la chair de cet animal : salée, elle se conserve long-temps, et est, par cela même, précieuse pour les voyages de long cours. La chair de porc est, dans beaucoup de pays, l'unique viande dont se nourrissent les habitans des campagnes; on sait aussi qu'elle entre dans la composition d'un grand nombre de mets très délicats.

Les maladies auxquelles le porc est sujet peuvent être divisées suivant les différentes périodes de la vie de cet animal. L'expérience démontre, tous les jours, qu'il règne des maladies sur les porcs de tel âge, tandis que ceux ou plus jeunes ou plus vieux n'en sont point atteints : cependant il peut arriver que la même maladie se manifeste chez le même animal à diverses époques de sa vie; mais ces cas sont rares, ainsi que le prouvent les observations faites dans la pratique journalière. Je diviserai donc par pé-

------

(1) *Anatomie des animaux domestiques*, par *Girard.*

iodes les maladies auxquelles le porc est sujet dans ses
différens âges.

PREMIÈRE PÉRIODE.

Jeune âge.

Le jeune cochon, ou goret, aussi long-temps qu'il
tète sa mère, n'est point exposé aux influences plus ou
moins nuisibles des alimens dont, plus tard, il est nourri;
aussi à cet âge est-il très rarement malade : cependant il
n'est point à l'abri de l'influence du claveau (espèce de
petite-vérole), qui s'observe encore sur quelques autres
animaux domestiques.

Du claveau.

Cette maladie se déclare par une éruption bouton-
neuse particulière, qui a son siége sur le groin, la naissance des oreilles, le plat des cuisses et le dessous du
ventre, et qui est accompagnée de la rougeur cutanée et
d'une fièvre inflammatoire qui parcourt ses périodes
dans l'espace de huit jours, sans laisser de suites fâcheuses.

Développement du claveau.

Le jeune cochon qui va être malade devient triste,
dégoûté, grogne continuellement jusqu'au moment de
l'éruption, qui a lieu le cinquième ou sixième jour :
alors il commence à reprendre sa gaieté et sa mobilité
naturelles ; il parcourt fréquemment le lieu où il est renfermé, en cherchant les angles où il peut se frotter les parties du corps couvertes de boutons : c'est alors qu'il recouvre l'appétit et bientôt la santé, sans que cette maladie ait

sensiblement retardé son accroissement. Les boutons claveleux ont leur siége sur les différentes parties indiquées ci-dessus, et parcourent leur période le plus souvent d'une manière régulière.

Les suites plus ou moins fâcheuses qui surviennent de la rentrée des boutons claveleux, de même que les autres suites de cette affection, sont analogues à celle du claveau des bêtes à laine.

Signes auxquels on reconnaît le claveau.

Cette maladie se reconnaît à l'éruption de boutons ou pustules varioliques, accompagnée d'une légère fièvre et d'une rougeur cutanée, principalement aux oreilles et autour des yeux.

Causes.

L'affection du claveau est très contagieuse pour les jeunes cochons qui ne l'ont pas encore eue ; mais ils ne sont qu'une seule fois atteints de cette maladie : il est très difficile de les en préserver quand la maladie règne sur quelques porcs de la ferme, à moins de pratiquer l'inoculation dès l'instant où la maladie paraît dans le canton. Il y a des propriétaires qui font séparer les cochons atteints du claveau d'avec les bêtes·à laine ; j'ai cru long-temps cette précaution nécessaire, pensant que le claveau pouvait se communiquer d'une espèce à une autre, comme, par exemple, cela a lieu des poules d'Inde aux moutons ; mais ayant l'expérience d'un propriétaire qui laisse ses jeunes cochons claveleux entrer et séjourner dans sa bergerie sans que pour cela ses bêtes à laine aient été atteintes du claveau, je cède à l'expérience et y soumets mon jugement.

Il reste maintenant à déterminer si la maladie du

claveau ne peut pas devoir son origine, dans certaines circonstances, à une cause spontanée; M. *de Gasparin* (1) cite un exemple à peu près de ce genre, le voici : « Une truie transportée du département de l'Ain dans » celui de Vaucluse maigrit bientôt excessivement, » et mit bas dans un degré d'épuisement très alarmant. » L'allaitement la réduisit presque au marasme; ses nour- » rissons, au nombre de huit, dévorés de besoin, et ne » trouvant pas de lait dans les mamelles de leur mère, » dépérirent aussi très rapidement : ce fut dans ces cir- » constances qu'il se manifesta sur eux, avec une fièvre » adynamique, une éruption de petites pustules rougeà- » tres sur tout le corps et se touchant les unes les autres; » ces pustules se desséchaient et tombaient au bout de » quelques jours. Il se manifestait ensuite une diar- » rhée qui emportait l'animal : la maladie n'en épargna » aucun, et ils périrent tous successivement, mais la » mère en fut exempte. » M. *Gasparin* est porté à croire que cette affection n'était pas autre chose qu'une fièvre adynamique avec éruption, et se fonde sur ce qu'il ne conçoit pas, si c'était la variole, comment elle aurait pu être transmise à ces animaux.

Traitement.

Quand le claveau est benin et que les malades tètent encore, on doit traiter la mère; l'expérience ayant dé- montré que l'effet des médicamens peut se transmettre de la mère aux jeunes par l'intermédiaire du lait : ainsi on fait usage des moyens hygiéniques, tels que le loge- ment dans une étable sèche et chaude, une nourriture

---

(1) Voyez *Observations de médecine vétérinaire*; par *Gohier*, t. II, p. 386.

saine, légèrement acide, par exemple. du petit-lait, ou, à défaut, de l'eau de son blanchie avec de la levûre de pain; on ajoute à ces boissons une pincée de crême de tartre : si les jeunes sont en état de manger avec la mère, on augmente cette dose suivant le nombre et l'âge des individus malades. Quand le claveau attaque des cochons adultes, le professeur *Viborg*, de l'École vétérinaire de Copenhague, conseille de leur donner à boire du lait acidulé, et, à défaut, d'ajouter du levain à l'eau. Il recommande la même boisson pour les truies lorsque les petits sont atteints de la même maladie : si, dit-il, l'éruption de la petite-vérole est lente, un émétique composé d'ellébore blanc fera un grand effet; 1 ou 3 centigrammes suffisent aux gorets, et 6 à 7 aux porcs gras. Il faut, autant que possible, administrer ce remède dans du lait froid. Un vésicatoire appliqué au côté interne de la cuisse ferait aussi un bon effet. Si la petite-vérole est noire et confluente, il convient de donner à boire aux animaux malades un apozéme amer, composé d'absinthe et de racine d'angélique, auquel on ajoute du vinaigre : on leur en donne aussi en lavemens. Quand les yeux des animaux malades se salissent par l'humeur qui en découle, il faut avoir soin de les tenir toujours propres en les lavant avec du lait frais.

Maladies particulières à la seconde période de la vie du porc.

C'est pendant la seconde période de la vie du porc que cet animal est le plus sujet aux affections : suivant certains préjugés existans dans le pays, les portées qui viennent pendant l'été périssent ordinairement dans le courant de l'année; les gens imbus de ces préjugés attribuent la mortalité des jeunes cochons nés pendant l'été à l'influence de la lune. La saine physique ayant jeté une grande lumière sur toutes les sciences naturelles, on ne peut plus accorder aucune croyance à de pareilles opinions, que l'on doit ranger au nombre de préjugés auxquels trop long-temps les praticiens ont dû se soumettre. L'expérience prouve qu'effectivement c'est parmi les porcs qui naissent pendant l'été qu'on observe le plus de maladies ; ce qui ne peut être attribué qu'à ce qu'étant beaucoup moins vigoureux que ceux qui naissent au commencement du printemps, ils sont moins en état de lutter contre l'influence de l'humidité de l'hiver, qui leur est si nuisible : ce qui doit être considéré comme la véritable source de la plupart des maladies qui atteignent ces animaux. »

Tumeurs phlegmoneuses sur différentes régions du corps (gourme des porcs).

On comprend sous ce nom différentes tumeurs qui se montrent à la surface du corps, surtout aux cuisses et fesses, et qui se terminent le plus ordinairement par la suppuration (abcès). Ces tumeurs ont bien quelque ressemblance avec le claveau, dont nous venons de parler ; mais elles en diffèrent par des caractères essentiels.

Caractère.

Tous les signes du phlegmon s'observent dans cette maladie ; elle se manifeste par une tumeur non circonscrite, rouge, très chaude, avec engorgement et gonflement de la partie ; cet état dérange rarement les autres fonctions vitales ; le porc conserve sa santé comme à l'ordinaire ; la tumeur parvient à la suppuration et forme l'abcès, qui s'ouvre et se guérit très facilement.

J'ai observé, à l'ouverture des porcs gras, tués à la boucherie, beaucoup de ces accumulations purulentes, qui avaient leur siége dans l'épaisseur des chairs, sans que pour cela l'animal en eût été malade.

Causes.

Ces tumeurs sont le plus souvent critiques; elles servent aussi à la dépuration des humeurs étrangères qui circulent dans la masse du sang, et dont le siége se fixe de préférence sur la partie où une cause irritante appelle les humeurs.

Traitement.

La plupart des habitans des campagnes attachent peu d'importance aux moyens à employer pour guérir cette maladie, et souvent ils l'abandonnent à la nature : ces tumeurs passent à l'état de suppuration, se percent d'elles-mêmes, ou bien on les ouvre avec un instrument aigu; la plaie se déterge, la cicatrice se fait d'elle-même au bout d'un certain temps, sans qu'il résulte le moindre accident; cependant, comme ces tumeurs sont critiques et d'une nature inflammatoire, l'indication à remplir est d'ouvrir l'abcès lorsqu'il est parfaitement formé; on panse la plaie comme on le fait pour une plaie simple, et on doit empêcher, pendant l'été, que les insectes ne s'y attachent.

On traite intérieurement les porcs qui sont atteints de cette maladie avec des boissons acidulées, nitrées et soufrées, et pour cela, la dose de nitre et de soufre est d'un gros, qu'on leur donne dans du petit-lait ou dans de l'eau de son rendue acide en y ajoutant de la levûre de pain.

Phlogose abdominale.

De tous les maux qui atteignent le porc, il n'est aucun mal qui soit aussi commun et aussi funeste que l'est la phlogose abdominale : cette maladie se manifeste indistinctement sur les individus des deux sexes de l'âge de sept à huit mois, et paraît, dans certaines contrées, être enzootique dans les années humides ; dans ce cas, elle exerce des ravages considérables, et enlève indistinctement tous les animaux du même âge, et quelquefois s'étend à ceux d'un âge avancé.

Caractère.

Le principal caractère de cette maladie est une inflammation considérable d'une ou de plusieurs parties du corps, mais le plus ordinairement des organes du bas-ventre et de la tête.

Développement.

Le mal se développe avec d'autant plus de rapidité, que les habitans de la campagne ont l'insouciance de n'administrer de remèdes que trop tard : la plupart ont l'habitude de ne croire les animaux malades que lorsqu'ils refusent toute espèce de nourriture : ce n'est que lorsque la maladie a fait de grands progrès qu'ils appellent les hommes de l'art ; aussi les animaux atteints périssent-ils très souvent. Chez quelques uns, la mort est précédée des phénomènes suivans : le porc cesse de manger, ou il prend seulement une gorgée d'alimens, et fuit avec précipitation dans un endroit écarté ; ses yeux sont hagards, il pousse des cris aigus, il chancelle et revient ensuite à son auge ; il prend un peu de nourriture, mais avec moins de précipitation, et ensuite il va se coucher dans le lieu le plus obscur de son étable : ses oreilles s'échauffent, elles deviennent rouges et tremblantes ; quelquefois tout le corps prend une teinte livide bleuâtre ; enfin cela constitue cette affection que l'on nomme vulgairement *schlem*, mot allemand qui exprime toute la malignité de cette maladie.

Signes.

En général, les signes qui annoncent cette maladie sont les suivans : marche chancelante, faiblesse extrême du train de derrière, cris plaintifs et aigus, yeux hagards et larmoyans, oreilles alternativement chaudes et froides, grincement de dents, respiration difficile, bouche échauffée, constipation opiniâtre, souvent accompagnée de l'impossibilité de fienter, jambes fatiguées au point de ne pouvoir soutenir le poids du corps. En outre de cela, on remarque sur les sujets gravement attaqués les signes suivans : convulsions, gonflement de la tête, la soie ou tumeur charbonneuse à la parotide, chancres à la bouche, yeux chassieux : ce dernier signe arrive souvent vers la fin de la maladie, et annonce une guérison prochaine. Il n'en est pas de même de l'avortement dans les truies pleines ; cette circonstance est l'avant-coureur de la mort.

Causes.

Il serait très difficile, ou du moins très hasardeux, de vouloir assigner les véritables causes de ce fléau domestique ; mais cependant quelques considérations sur les habitudes de ces animaux nous amèneront peut-être à les découvrir.

Quoique le porc soit porté à se vautrer dans la boue

et dans les mares, il aime cependant les lieux secs et chauds; il craint l'humidité; comme tous les pachydermes, s'il se traîne dans les ordures, ce n'est que pour exciter les fonctions de la peau : ces observations sont tellement vraies, que la mauvaise construction des toits à cochons, ou le défaut de soin, entretenant l'humidité autour du lieu où est cet animal, cela l'expose aux maladies les plus graves; on a même remarqué que, dans les villages dont la situation est basse et humide, les porcs qui y naissent dans une saison humide périssent au bout de quelques mois de maladie, tandis que ceux qui viennent dans un lieu sec sont fort bien portans.

III°.

Épilepsie aiguë observée sur l'espèce du porc; par M. DELAFOND, chef de service à l'École d'Alfort.

Le 12 mai 1829, nous avons été appelé chez M. Barrey, propriétaire à Saint-Maur, à l'effet de constater le genre de maladie dont un jeune porc, âgé de six mois, était affecté, et procéder à l'ouverture d'un autre jeune porc qui était mort récemment de la même maladie.

Renseignemens. Le 9, dans le courant de la journée, ces deux animaux avaient paru malades; le soir, à cinq heures, ils refusèrent les alimens. Le 10, même refus. Le propriétaire est averti de l'état maladif des deux porcs, les examine avec attention, reconnaît et nous affirme que les deux animaux ont présenté les mêmes symptômes que ceux décrits ci-après, et observés sur l'animal encore vivant : que seulement ces symptômes avaient été plus intenses, et les accès plus fréquens sur l'animal qui était mort le 11 au soir, au milieu d'un accès de la maladie.

Les premiers accès se firent remarquer le 10 au matin sur les deux animaux à la fois : ils se manifestaient à peu près toutes les deux heures et demie, et duraient de deux à trois minutes ; au soir, ils augmentèrent de force et de fréquence : ils avaient lieu toutes les heures, et duraient de quatre à cinq minutes. Le 11, les accès devinrent plus prononcés sur l'un des deux animaux, qui était affecté de la ladrerie, et qui mourut le soir à sept heures.

Les accès sur celui qui était encore vivant ont suivi la même marche ; depuis le matin 12, ils se renouvellent toutes les huit à dix minutes, surtout depuis que l'on a pratiqué à la queue une saignée qui a donné écoulement à une petite quantité de *sang*.

Examen de l'animal. (*Intermittences.*) Il paraît inquiet, grogne sans cesse, crie au moindre attouchement; la pupille est contractée, le pouls est agité.

Accès. Ils commençaient par un tremblement général; la marche devenait incertaine, vacillante ; l'animal cherchait à se soutenir le long des corps environnans, tout en leur donnant des coups de groin. Bientôt les muscles de l'encolure et des mâchoires, puis successivement de tout le corps, éprouvèrent des mouvemens convulsifs; ceux de l'encolure et des mâchoires déterminaient un branlement particulier de la tête, et un mouvement brusque d'écartement et de rapprochement des mâchoires avec claquement de dents. La bouche se remplit bientôt de salive écumeuse, l'ouverture pupillaire resta immobile, la respiration devint laborieuse, entrecoupée, et le pouls petit et irrégulier. Bientôt l'animal ne put plus se soutenir ni marcher; il recula, tomba sur la croupe, puis sur le côté gauche : alors les mouvemens convulsifs devinrent plus intenses; et il agita fortement la tête et les membres antérieurs d'avant en arrière. Cet état dura de trois à quatre minutes, après quoi l'animal se releva et éprouva encore quelques mouvemens convulsifs; bientôt la respiration devint plus facile et régulière, et il chercha à fouiller la terre. Ces accès se sont répétés cinq à six fois en notre présence, dans l'espace d'une heure, et toujours furent accompagnés des mêmes symptômes.

Le porc mort avait, pendant les accès, présenté les mêmes symptômes; seulement on avait remarqué que la respiration avait été plus agitée.

Je jugeai la maladie du porc incurable, et conseillai au propriétaire de le sacrifier, ce qui fut exécuté.

Nous avons procédé alors à l'ouverture des deux animaux.

Premier animal mort avant notre arrivée. L'estomac renferme une certaine quantité d'alimens composés principalement de son; dans quelques portions de l'étendue de la muqueuse, ces alimens y sont adhérens; les intestins grêles contiennent peu de substances chyleuses, avec quelques échinorynques géans (*echinorynchus gigas*); légères rougeurs sur la muqueuse des intestins; foie, rate, reins, vessie, rien de notable. Hépatisation rouge du lobe postérieur du poumon droit, le reste est sain; péricarde, cœur, gros vaisseaux, rien de notable. Pie-mère légèrement injectée dans l'étendue qui recouvre le cerveau; cervelet, moelle épinière, racines des nerfs, plexus des membres, nerfs pneumogastrique et trisplanchnique, rien de notable. Cysticerques ladriques dans le tissu cellulaire.

Deuxième animal. On venait de le sacrifier par effusion de sang : tous les viscères étaient sains, les nerfs également, ainsi que les différentes enveloppes qui recouvrent les différens viscères abdominaux, thoraciques et cérébraux.

Troisième fait. M. Regné, meunier au moulin de

Saint-Amand (Nièvre) : jeune porc , âgé de sept mois.

Depuis deux jours il refuse les alimens , est triste, et sa marche incertaine ; il tient la tête tantôt basse, tantôt élevée ; le 15 août, lorsqu'il était à paître , il tombe par terre tout à coup, éprouve un tremblement général, se débat, et finit enfin par se relever. Depuis cet accès, il s'est écoulé à peu près trois heures, pendant lequel temps l'animal est resté tranquille.

Sorti du toit , j'examinai ce jeune porc pendant l'intermittence de l'accès. Il paraît être affaissé sous le poids d'une douleur profonde ; la tête est basse, le regard morne, la marche incertaine et vacillante , la pupille est peu dilatée , les oreilles sont froides , et la queue sans cesse agitée de mouvemens brusques et comme irrésistibles ; le ventre est un peu douloureux à la pression.

Je laissai le porc en liberté afin de pouvoir mieux l'examiner, s'il venait à se renouveler un accès en ma présence. Un quart d'heure après, un accès se manifesta : un tremblement général survint tout à coup, l'animal voulut faire quelques pas, ce qu'il fit non sans difficulté, jeta quelques cris perçans, et tomba sur le côté droit; des secousses générales alors se manifestèrent dans tous les muscles du corps , mais principalement dans ceux des membres antérieurs et des parois inférieures de l'abdomen; une salive abondante remplit bientôt la gueule ; la pupille resta immobile, et les contractions du cœur devinrent tumultueuses. Ces symptômes durèrent, tout en diminuant graduellement d'intensité, pendant trois à quatre minutes; après quoi l'animal se releva , se mit à grogner et à chercher à regagner son habitation.

L'ensemble de ces symptômes me fit diagnostiquer une maladie épileptique.

Traitement. Frictions irritantes avec le vinaigre chaud sur le crâne et tout le long de la colonne vertébrale, administration, à l'intérieur, d'une demi-once de poudre de valériane, de 2 gros d'assa-fœtida dissous sous forme de pâte dans un peu de *vinaigre* ; le tout, mélangé, fut administré sous forme de pilules ; bains froids de rivière, matin et soir, pendant un quart d'heure.

Le 17, l'animal éprouva sept à huit accès qui durèrent autant que les premiers ; même traitement.

Le 18, accès beaucoup plus forts et plus rapprochés ; mort le 19 pendant la nuit.

Ouverture faite six heures après la mort.

Cavité abdominale. Estomac vide, mais sain. *Intestins grêles.* Ils contiennent des échinorynques géans et des strongles dentés (*strongylus dentatus*). Ces vers étaient au nombre de treize ; la muqueuse laissait voir, à différens endroits, des cavités situées dans son épaisseur, lesquelles auraient pu être prises pour des ulcérations, mais qui n'étaient que les endroits où la tête armée de crochets des échinorynques géans avait été implantée. La muqueuse était rouge autour de quelques unes de ces cavités ; autour d'autres, elle était à l'état normal ; les autres parties de l'étendue de la muqueuse, tant des intestins grêles que des gros, étaient pâles et recouvertes de beaucoup de mucus ; le foie, la rate, les reins, la vessie étaient sains.

Cavité thoracique. Les plèvres, le poumon, les gros vaisseaux, le cœur étaient sains.

Organes encéphaliques. Les méninges, le cerveau, la moelle épinière, les racines des nerfs, les nerfs de la vie végétative et animale, leurs différens plexus, examinés avec la plus scrupuleuse attention, n'ont rien offert de notable.

En résumé, cette maladie s'est montrée tout à coup sur ces trois porcs ; les causes qui l'ont occasionée n'ont pu être exactement appréciées : elle a marché rapidement à une terminaison mortelle, et les altérations morbides n'ont pu être découvertes à l'ouverture.

La marche de cette maladie, sur ces trois animaux, n'a donc pas été ordinaire, puisque ordinairement l'intermittence est d'abord longue, puis courte, et les accès plus fréquens et plus intenses ; puisque, enfin, la maladie n'occasione la mort qu'après trois, six mois, un, deux et trois ans. Sur ces trois animaux, l'épilepsie a débuté tout à coup, l'intermittence a été d'abord courte, et les accès se sont rapidement rapprochés en augmentant d'intensité jusqu'à la mort, qui est survenue au bout de quatre jours. Cette particularité nous porte à croire et à admettre que l'épilepsie peut se présenter sous l'état aigu dans l'espèce du porc ; car je ne sache pas qu'une marche aussi rapide ait été observée sur d'autres animaux domestiques épileptiques.

Une chose qui nous a frappé et sur laquelle nous croyons devoir nous arrêter, c'est que la maladie s'est exaspérée sur le second animal, à la suite de la légère saignée qui avait été pratiquée à la queue. Les saignées dérivatives, petites et répétées, conseillées dans l'ouvrage de M. Hurtrel d'Arboval, seraient donc nuisibles dans cette maladie, comme elles le sont, ainsi que nous avons pu nous en convaincre, dans beaucoup d'autres maladies nerveuses dont la marche est rapide.

Si nous n'avons pu découvrir les traces de cette maladie après la mort, en ne rencontrant aucune lésion notable, soit dans les organes destinés aux fonctions de la vie de relation, soit dans ceux destinés aux fonctions végétatives, nous ne pouvons cependant pas nier qu'il ne peut pas en exister, puisque des faits ont prouvé le contraire ; nous ne prétendons pas non plus que nos faits aient le mérite de la nouveauté, puisque des observations antérieures prouvent que l'on ne rencontre pas toujours des altérations notables après la mort des épileptiques.

La présence des échinorynques géans et des strongles dentés que nous avons rencontrés dans les intestins grêles ne peut nous porter à croire que l'irritation produite par l'implantation de la tête de ces animaux dans le tissu de la muqueuse soit capable de déterminer sympathiquement, sur les organes nerveux, des accès épileptiques; car nous avons pu nous convaincre que souvent, à l'ouverture des porcs en bonne santé qui étaient tués pour les usages domestiques, on trouve une grande quantité de ces animaux parasites.

Ces observations, que nous avons cru devoir publier, tendront donc à prouver que l'épilepsie peut se montrer à l'état aigu sur les porcs et marcher promptement à une terminaison mortelle, et comme beaucoup d'autres faits déjà publiés sur l'épilepsie, tant en médecine vétérinaire qu'en médecine humaine, que le siége et la nature de cette maladie nous sont encore peu connus.

IV°.

De la castration dans les truies pleines; par P. Sorillon, *vétérinaire à Absac, département de la Gironde.*

Tous les habitans de la campagne savent jusqu'à quel point est facile et peu dangereuse, dans la truie, la castration ordinaire exécutée par des hommes étrangers à la connaissance de l'anatomie; mais je ne crois pas qu'on ait cité beaucoup de faits qui prouvent que, pendant même le surcroît de vie dont la matrice est le siége lors de la gestation, cet organe peut être touché, manié, et même amputé en partie, sans que l'avortement ait lieu (1). Dans ces diverses opérations, toutes les causes capables de faire avorter les truies existent sans doute: et puisque l'avortement n'en est pas toujours la suite, ne peut-on pas concevoir la possibilité d'exécuter, sur la matrice des truies pleines, quelques expériences sur la gestation et sur le développement du fœtus?

Madame M*** d'Absac m'appelle, en mars 1824, pour faire la castration à une truie âgée d'environ un an, laquelle, après avoir été trois fois conduite au verrat, paraissait encore en chaleur : six semaines s'étaient écoulées depuis le dernier accouplement.

L'opération est conduite comme elle l'est ordinairement ; je retire hors de l'abdomen l'ovaire gauche, et la corne gauche de l'utérus; c'est alors que, par le toucher, je reconnais la présence de plusieurs petits fœtus dans cette extrémité de la matrice. Madame M*** est prévenue de cet accident, et comme son intention avait d'abord été de consacrer la truie à la reproduction, l'ovaire et la corne déjà sortis de l'abdomen sont rentrés dans cette cavité. Les bords de la plaie sont réunis par deux points de suture. La santé n'a pas été dérangée. Au mois de juillet, après la mise-bas, la castration a été exécutée sans plus d'accidens que dans le premier essai.

Le 2 mai 1824, le sieur Mery, propriétaire dans la commune d'Absac, venait d'acheter une truie âgée d'un an et d'environ deux mois; il s'agissait de la châtrer. Comme

---

(1) M. Chanel, médecin-vétérinaire à Bourg, a publié, dans le tome II du *Recueil de Médecine vétérinaire*, un exemple de castration dans lequel une portion de la matrice contenant des fœtus a été amputée sans que cependant d'autres fœtus aient cessé de vivre et de venir à bien.

dans l'exemple précédent, l'ovaire gauche et la corne qui y est attachée étaient tirés hors du ventre, lorsque je vis que la matrice, fortement distendue, contenait plusieurs fœtus. Toutes ces parties sont repoussées dans l'abdomen, la plaie est encore fermée par deux points de suture, et l'animal, mis à la diète pendant quatre jours, se rétablit sans avoir éprouvé aucune maladie bien apparente.

Neuf semaines après cette opération, la truie a mis bas quatre petits, dont deux mâles et deux femelles, tous très bien développés. A l'âge de deux mois, tous ces jeunes animaux, et la mère aussi, ont été châtrés sans qu'aucun d'eux éprouvât le moindre accident.

Dans cette dernière observation, la gestation était plus avancée que dans celle dont j'ai d'abord parlé. Dans le dernier fait que j'ai encore à raconter, on va voir que l'amputation d'une partie de la matrice a été faite sans que l'avortement en ait été la suite, au moins immédiate.

Jacques Laporte, propriétaire dans la commune de Coutras, achète, à la foire d'août 1825, une truie âgée, d'environ deux ans, qui est vendue comme n'étant pas pleine. En conséquence de cette assurance, l'acquéreur m'invite à châtrer l'animal. L'abdomen est ouvert, je dirige l'index vers la région lombaire, et après y avoir rencontré l'ovaire gauche, je retire cet ovaire et la corne gauche qui était vide. La trompe utérine et l'ovaire sont amputés, et suivant avec le doigt la direction de la corne gauche, j'arrive au corps de la matrice. Quel ne fut pas mon étonnement de trouver la corne droite remplie par un fœtus assez gros pour ne pouvoir pas passer par la plaie déjà très grande faite à l'abdomen! Un second fœtus est voisin de celui que j'avais rencontré d'abord. Toutes les parties sont remises en place, et la plaie de l'abdomen fermée convenablement. La truie n'a été mise à la diète que pendant deux jours, à cause du désir qu'elle avait de satisfaire son appétit tout à fait ordinaire. Je l'ai vue deux fois dans les cinq jours qui ont suivi l'opération, et pendant lesquels elle s'est bien portée. J'ai appris ensuite, à mon grand regret, que le sixième jour l'acquéreur l'avait rendue au marchand, qui ne tarda pas à la revendre comme ayant subi la castration complète.

V°.

Remarques sur une pleuropneumonie épizootique dans l'espèce du porc ; par M. Saussol.

Pendant l'été de 1821, les porcs des environs de Mazamet furent, la plupart, attaqués d'une maladie des plus violentes, qui n'épargnait pas plus l'âge, le sexe que l'embonpoint et la maigreur. La mortalité était presque générale. Les propriétaires, et principalement ceux qui avaient éprouvé le plus de perte, me firent appeler pour me demander mes avis. J'ouvris plusieurs animaux morts, et je cherchai, avec la plus scrupuleuse attention, le caractère et les causes de la maladie ; je ne tardai pas, dans mes recherches, et d'après les renseignemens que je recueillis, à les trouver, et je fus assez heureux pour arrêter, par mes conseils, les progrès funestes du mal. Il mourut cependant encore des animaux, mais en petit nombre. J'estime que la perte qui résulta de la maladie peut être évaluée approximativement à un cinquième sur une totalité de quatre cents malades.

Le refus d'alimens solides, l'appétence des liquides, la tristesse générale, le grognement continuel et la recherche les lieux humides, étaient les premiers symptômes qui commençaient à donner quelques indices de la maladie; ensuite venaient la chaleur brûlante de la peau, la douleur de la région hypogastrique, la dureté du ventre, la sécheresse des excrémens, la constipation, la rareté des urines; enfin, la respiration pénible, le soulèvement des côtes, très sensible, même chez les animaux gras, les membranes muqueuses sèches et d'un rouge cramoisi, les yeux larmoyans, la toux rare et quinteuse. Les animaux ne se couchaient pas, et leur approche était très difficile. Le pouls, qu'on ne pouvait explorer que chez les animaux les plus doux, était plein et dur. Tous ces symptômes se manifestaient du soir au lendemain. Si la maladie persistait, les symptômes étaient plus alarmans; le râle apparaissait, les animaux écartaient leurs membres, leur position devenait chancelante, ils s'appuyaient contre les murs, et ne tombaient que pour mourir quelques instans après : c'était ordinairement le troisième jour après l'invasion. Dans quelques uns, la mort était précédée de violentes convulsions des extrémités et de la face.

Les causes me parurent évidentes; je les trouvai dans la chaleur brûlante de l'atmosphère, dans le tarissement de beaucoup de sources, où les animaux ne trouvaient plus, dans les champs, selon leur habitude, de quoi satisfaire à leur soif ardente, à la sécheresse des plantes qu'ils mangeaient. Le soir, à leur rentrée des champs, ces animaux, ayant été exposés toute la journée à une chaleur fatigante, recevaient, comme de coutume, leur repas ordinaire, et après, ils étaient enfermés dans leurs toits, qui presque tous n'ont que peu ou point d'ouvertures; là, ils restaient jusqu'au lendemain matin, toujours tourmentés par la soif et la chaleur.

Plus de vingt ouvertures, faites immédiatement après

la mort, me firent voir les désordres suivans : cavité
thoracique pleine d'un liquide sanguinolent et très clair,
poumons très enflammés, plèvres épaissies, extrêmement enflammées et injectées, diaphragme couvert de
taches de la grosseur d'une pièce d'un franc, d'une couleur noire, muqueuses des intestins légèrement enflammées, trachée-artère et bronches pleines d'une écume
rougeâtre, cerveau humecté d'une sérosité roussâtre. Ce
ne fut que sur un très petit nombre d'animaux que je
ne trouvai point d'hydrothorax, et particulièrement
sur ceux qui présentaient des convulsions avant leur
mort.

Je recommandai bien expressément à tous les propriétaires de mettre dans les toits des auges assez grandes
pour recevoir, selon le nombre d'animaux, une suffisante
quantité d'eau acidulée et nitrée, blanchie par la farine
de seigle, de la renouveler souvent, de ne plus envoyer
les animaux dehors pendant les fortes chaleurs. Je pres-
crivis les bains généraux, que l'on faisait prendre une
demi-heure avant le repas du soir, dans des chaussées
destinées à l'irrigation des prairies, et dont l'eau avait
été chauffée par l'ardeur du soleil. Je saignai à la queue
tous les animaux indistinctement ; je fis observer une
grande propreté dans les toits, dont les portes, pendant
la nuit, furent remplacées par des claies, pour faciliter
le renouvellement de l'air. Les repas, ordinairement
composés d'un mélange de pommes de terre, de choux
et de son, ne furent plus si copieux. Je fis retrancher la
moitié des pommes de terre et ajouter des laitues et des
chicorées crues et hachées. On promenait les animaux le
soir, au coucher du soleil.

Ce traitement hygiénique préserva beaucoup d'individus, et je possède bien peu d'exemples de mort.

Dans l'invasion de la maladie, je débutais par de lar-

es saignées que je pratiquais en faisant la section des
aisseaux artériels et veineux sacro-coccygiens inférieurs.
Lorsque, par cette opération, je n'obtenais pas une dé-
létion assez abondante, j'amputais la queue, et, dans ce
as, j'arrivais à mon but. Je mettais les animaux dans
les lieux tempérés; je leur donnais pour boisson une dé-
oction de bourrache, de mauves et de laitues (ils la bu-
aient avec plaisir); j'avais le soin d'y ajouter un peu de
inaigre ou de farine de seigle. Si cela était possible, on
es baignait à l'eau chaude; je passais un séton, animé
vec l'onguent-vésicatoire, sous la poitrine. Si ces moyens
'arrêtaient point les progrès de la maladie, j'adminis-
rais des potions camphrées et laxatives. Si enfin les
ymptômes ne diminuaient pas, la mort ne tardait pas à
urvenir; mais souvent les symptômes diminuaient d'in-
ensité, et la terminaison était heureuse.

On sait que le caractère farouche du cochon exige
qu'on le couche pour lui administrer les breuvages né-
essaires : je voulus en agir ainsi sur quelques uns;
mais une fois par terre, ces animaux mouraient entre les
mains des aides. Je puis assurer que, si je ne les avais
pas couchés, leur existence eût été prolongée de vingt-
quatre à trente heures, et que peut-être quelques uns
ussent échappé au mal. C'est un motif pour que, dans des
as semblables, le vétérinaire se borne à des saignées et
à des breuvages que les malades prennent sans y être
orcés.

VI⁰.

Gastro-entérite compliquée de fièvre charbonneuse observée sur un troupeau de cochons ; par M. Lapoussé, jeune, vétérinaire à Agen (Lot-et-Garonne).

Madame veuve Durant, marchande d'amidon, habitante de cette ville, épouvantée par la perte qu'elle venait de faire, en trois jours, de six cochons, les plus beaux de son troupeau, et craignant que ceux qui lui restaient, au nombre de vingt-cinq, ne subissent le même sort, me fit appeler dans la matinée du 1ᵉʳ juillet 1822, pour reconnaître la nature et le caractère de cette affection, et mettre en usage les moyens nécessaires pour la combattre.

A mon arrivée, l'intendant me fit voir deux cochons de huit mois, moitié gras, morts depuis une heure sans avoir paru malades. Je procédai de suite à l'ouverture de ces deux nouvelles victimes, espérant trouver des altérations propres à former mon opinion sur le siége et la nature de cette affection, et conséquemment sur le genre de traitement à opposer.

Examinés à l'extérieur, ces cadavres étaient fortement ballonnés ; la bouche, mi-ouverte, était rouge ; il en était de même de la conjonctive : le dessous du ventre, la face interne des membres étaient très rouges et parsemés, notamment la première région, de taches noires, dont quelques unes avaient environ 4 pouces d'étendue. La tête et le thorax ne m'offrirent rien de particulier. Il n'en fut pas de même des viscères contenus dans l'abdomen. Le foie, d'un tiers plus gros qu'à l'ordinaire, était ecchymosé sur plusieurs points de sa face antérieure.

La vésicule biliaire était resserrée, et contenait une petite quantité de bile épaisse et noire. L'épiploon, ainsi que la muqueuse de l'estomac et de tout l'intestin, étaient d'un rouge foncé et tachetés de points noirs dans presque toute leur étendue. Les matières alimentaires contenues dans le colon étaient desséchées. Le mésentère présentait aussi des traces d'une forte inflammation ; et plusieurs de ses ganglions, ainsi que ceux de l'aine et de l'aisselle, étaient infiltrés, noirs et charbonnés. Enfin, la vessie était aussi légèrement enflammée dans toute sa face interne, et offrait, dans son fond, des points noirs en assez grand nombre : l'urine qu'elle contenait était en petite quantité, de consistance huileuse et de couleur rouge.

Éclairé par ces lésions, je visitai un par un tous les cochons qui composaient le troupeau : sur vingt-trois qu'il y avait, j'en trouvai un de malade ; il était dans un coin du toit, couché sur le côté droit. Je l'approchai, et essayai inutilement de le faire relever ; il était très accablé. Oreilles pendantes, très chaudes ; yeux saillans et hagards ; conjonctives rouges et très injectées ; groin porté en avant ; la bouche, entr'ouverte, laissait apercevoir la rougeur vive de sa muqueuse ; respiration un peu gênée ; légère oppression dans les mouvemens des flancs, qui étaient un peu tendus ; si on les comprimait légèrement, l'animal poussait des cris plaintifs, signes certains d'une grande douleur intestinale ; queue pendante, fixée entre les cuisses. Le pouls, exploré à l'artère coccygienne, était dur, petit et vite ; le dessous du ventre, la face interne des cuisses étaient un peu rouges ; température du corps très élevée ; refus absolu de tous les alimens solides ou liquides. Rapprochant ces symptômes des lésions observées sur les animaux que j'avais ouverts, je regardai ce malade comme affecté d'une phlegmasie

suraiguë de la plupart des viscères abdominaux, et je dé-
clarai la maladie incurable, attendu l'impossibilité où se
trouvait l'animal de pouvoir rien avaler sans être prêt à
asphyxier. Cependant je le fis sortir de l'étable; une saignée de deux verres et demi de sang fut pratiquée aux
oreilles et à la queue; et j'ordonnai des fumigations et
fomentations émollientes souvent répétées sur tout le
corps. Toutes les heures, on administrait un lavement
d'une décoction concentrée de mauve et de graine de lin.
On essaya de lui faire avaler quelque peu de tisane composée d'une décoction d'orge, de laitue, d'oseille et de
graine de lin; on ne put y parvenir : on la laissa devant
lui, après l'avoir blanchie avec un peu de farine d'orge;
il n'y toucha point. Vers le soir, on vit apparaître sous le
ventre des taches noires semblables à celles observées sur
les cadavres des animaux que j'avais ouverts; les glandes
inguinales et axillaires prirent un développement considérable; et l'animal ne tarda pas à expirer.

Bien convaincu, par les renseignemens qui m'avaient
été donnés et par ce que je venais de voir moi-même, que
tout traitement curatif était à peu près inutile contre une
maladie aussi grave et qui frappait d'une mort si prompte
les animaux qu'elle attaquait, je pensai que ce que j'a-
vais de mieux à faire était de rechercher et faire cesser
les causes qui pouvaient lui donner naissance, et de
mettre les animaux dans toutes les conditions hygiéniques
les plus propres à prévenir son développement. En conséquence, je fis sortir tous les cochons pour visiter avec
attention l'intérieur du toit qu'ils habitaient. A peine y
fus-je entré, que je fus frappé d'une odeur acide très
pénétrante, émanant d'une assez grande quantité de son
en fermentation qui depuis long-temps était accumulée
entre les auges et le mur contre lequel elles étaient pla-
cées. Cette substance, naturellement indigeste et sus-

ceptible d'une fermentation putride, composant à peu près l'unique nourriture de ces animaux, peut être regardée, selon moi, comme une des causes occasionelles de cette maladie. Le sol, où il y avait peu de fumier, était couvert par un plancher si mal entretenu, qu'il existait, dans plusieurs endroits de son étendue, des trous assez profonds où séjournait et croupissait ensuite pendant long-temps l'eau du fumier sur lequel se couchaient ces animaux : de là, ainsi que du son fermenté, s'échappaient ces exhalaisons putrides qui altéraient l'air que respiraient les habitans du toit. L'embonpoint m'a paru prédisposer les animaux à cette maladie, puisqu'elle s'est déclarée sur ceux qui étaient les plus gras. A ces causes on peut ajouter la malpropreté, les fortes chaleurs qu'il faisait à cette époque, et le peu de soin qu'on avait de faire baigner ces animaux. C'est pourquoi le traitement préservatif et prophylactique suivant me parut convenable.

Les cochons étant à jeun, je les saignai tous à l'artère coccygienne, et je tirai à chacun une pleine assiette ordinaire de sang. Je les tins pendant une huitaine à un régime diététique. Les trois premiers jours, ils eurent, pour toute nourriture, de l'eau blanche nitrée et le peu d'herbe qu'ils pouvaient ramasser en se promenant. Le quatrième, ils furent purgés avec une potion composée de jus de pruneaux, de séné et de sulfate de soude. Le 5, le purgatif avait produit un bon effet : ce même jour, je joignis au régime précédent un léger potage qu'on leur distribuait le matin et le soir, composé de citrouille, de mauves communes et d'oseille. On les promenait deux fois par jour, le matin de très bonne heure et le soir; et avant de les rentrer, on les conduisait dans la Garonne pour les faire baigner. Ils furent purgés une seconde fois, le 8 : et le 12, le toit fut réparé et soigneusement nettoyé : il en fut de même des auges, avec recommandation de les tenir propres. Des fumigations avec des baies de genièvre furent faites deux fois le jour, au moment où les animaux étaient à la promenade. Le son qui, comme je l'ai dit, formait la principale nourriture, fut donné de nouveau, mais à moitié dose et mêlé dans le commencement avec de la citrouille. Ces moyens simples suffirent pour arrèter les progrè d'une maladie qui menaçait de détruire en peu de temps tout le troupeau.

VII°.

Reniflement des porcs.

Dans plusieurs communes du duché de Nassau, il s'est déclaré une nouvelle maladie des porcs, à laquelle on a donné le nom de RENIFLEMENT (SCHNUFFELKRANKHEIT).

Il est d'autant plus important d'apporter une grande attention à cette maladie, qu'elle est une des plus pernicieuses qui puissent survenir aux porcs. Elle se glisse inaperçue dans un troupeau, et peut le détruire en entier ; car ce mal, étant héréditaire, se communique par le fait du verrat ou de la truie, et rend le bétail incapable d'être engraissé. Aussitôt qu'elle s'est déclarée, il n'y a ni soins ni nourriture qui puissent sauver les animaux qui en sont atteints; et quand elle est parvenue à un certain degré, les porcs maigrissent, ils dépérissent peu à peu, et ils finissent par succomber. La maladie ne se détermine pas d'une manière soudaine; elle marche pas à pas, et comme dans les commencemens elle est presque insensible, elle est, par cela même, difficile à reconnaître. Son siége est dans le nez, et elle commence par une inflammation de la membrane pituitaire. Au bout de quelque temps, cette membrane s'encrasse, ainsi que les os spongieux du nez ; l'os *ethmoïde* et le *sphénoïde* s'ébranlent ; le nez se trouve entièrement déformé ; il se gonfle considérablement, tantôt par en haut, tantôt par en bas, et le groin se tourne de côté. Pendant tout le cours de la maladie, la respiration de l'animal est pénible et entrecoupée par une espèce de *reniflement* : de là le nom par lequel on a désigné cet étrange fléau. Ce symptôme se fait surtout remarquer lorsqu'on présente quelque chose à boire au cochon ; il avale alors avec beaucoup de peine, et le reniflement se fait entendre avec violence.

Lorsque la maladie est arrivée à une certaine période il sort souvent du sang par les naseaux de l'animal, surtout lorsqu'on le nourrit bien : aussi l'a-t-on encore nommée *le saignement de nez* (*die blutnase*). Cette perte de sang facilite souvent la respiration pour un certain laps de temps ; mais elle est quelquefois si considérable, que l'animal en meurt soudainement. Quand le porc n'est pas immédiatement enlevé par ce saignement de nez, ses forces sont épuisées ; la meilleure nourriture ne l'empêche pas de maigrir, et il meurt enfin de consomption.

On ne sait encore rien de positif sur les causes déterminantes de cette maladie. Quelques personnes prétendent qu'elle doit se déclarer chez de jeunes porcs, lorsqu'ils sont faiblement constitués et qu'ils fouillent avec leur groin dans des terrains durs et pierreux ; mais cette opinion n'est pas vraisemblable : les cochons qui ont le nez court et camus paraissent être ceux pour qui ce mal est le plus à craindre. Il se transmet aux petits par le père ou la mère ; il est probable aussi qu'il est contagieux lorsque la perte de sang se déclare.

13.

Cette maladie est incurable comme toutes celles qui sont héréditaires : il n'en est donc que plus important et plus nécessaire de l'empêcher de se propager dans un troupeau. Pour arriver à ce but, on doit s'empresser de détruire tous les verrats et toutes les truies qui en sont attaqués, ainsi que tous les cochons de lait provenant de sujets infectés. On doit apporter une attention particulière au choix des verrats, parce que l'expérience a démontré qu'un seul porc atteint de ce mal suffit pour corrompre un troupeau tout entier.

(Landwirthschaftliche zeitung fur kurhessen.)

ESSAI

SUR

L'ENTRETIEN DES PORCS,

CONTENANT

DES EXPÉRIENCES SUR LA MANIÈRE DE LES ÉLEVER
ET DE LES ENGRAISSER ;

MÉMOIRE QUI A REMPORTÉ LE PRIX PROPOSÉ SUR CET OBJET
PAR LA SOCIÉTÉ D'ENCOURAGEMENT POUR LES ARTS ,
MANUFACTURES ET COMMERCE DE LONDRES.

PRÉFACE.

—

Pendant cinq années que j'ai occupé une ferme dans le Suffolk, j'ai pris l'habitude, que j'ai suivie depuis constamment , de tenir un registre exact de toutes mes expériences rurales. Cette manière attentive d'exploiter une ferme, et qui ne peut être pratiquée que par une personne qui vit dans une tranquillité absolue, m'obligea d'enregistrer près de deux mille expériences particulières sur une très grande variété de sujets.

L'entretien des porcs, entre autres, demande une attention particulière; et dans toutes les fermes où l'on s'en occupera avec attention, les porcs offriront une branche majeure de profits. J'ai fait beaucoup d'essais sur la manière de les nourrir et de les engraisser, même avec des substances qui, ordinairement, ne sont pas employées à cet usage.

La Société d'encouragement pour les arts, manufactures et commerce, ayant offert un prix de 20 livres sterling, ou une médaille de la même valeur, pour le meilleur mémoire sur la manière d'élever et d'engraisser les porcs, j'ai présenté à ce concours un mémoire contenant une suite d'expériences sur cette matière, mémoire auquel on a bien voulu adjuger le prix.

Le mémoire que j'avais adressé à la Société ayant été publié sans mon aveu, et imparfaitement imprimé, j'ai cru qu'il serait nécessaire d'en faire faire une édition plus correcte et plus soignée, non seulement à cause de ma propre réputation, mais surtout à cause du prix dont la Société l'avait couronné. C'est donc avec les corrections et les changemens nécessaires que je la présente au public; j'y ai ajouté quelques éclaircissemens qui m'ont paru nécessaires.

Le nombre d'expériences que je présente est petit, si je les compare à la quantité faite et enregistrée chez moi; mais j'ai cru que, dans un mémoire destiné à être lu à une séance publique, il fallait s'appliquer à une certaine brièveté.

ESSAI

SUR

L'ENTRETIEN DES PORCS;

Par M. YOUNG,

FERMIER DU COMTÉ DE SUFFOLK (1).

Il y a peu de fermiers, en Angleterre, qui connaissent l'importance de cet animal relativement à l'exploitation des fermes. Il y a des laiteries dans lesquelles on n'entretient pas la dixième partie des porcs que l'on pourrait y nourrir convenablement. Un grand nombre de racines potagères sont récoltées en abondance sans être employées à la nourriture des porcs, et dans plusieurs comtés on cultive le trèfle en grand sans se douter combien cette production est utile pour le même usage. Tous ceux qui ont fait quelques expériences dans cette branche de l'économie rurale ne peuvent que regretter

(1) *Essays on the management of Hogs, and the culture of Cole-seed including experiments. The second edition. London,* 1770. Très petit in-8°.

Le nom de M. Young n'est pas su r le titre général, mais sur le revers d'un second titre on lit :

Part of a resolution of the Society for the encouragement of arts, manufactures and commerce :

« *That M. Young be desired to publish his account of rearing and » fattening Hogs, with such additions and remarks as he shall think » proper.* »

qu'un grand nombre de nos fermiers négligent une branche d'économie rurale qui, non seulement, serait utile pour le public, mais également profitable pour eux.

Dans plusieurs comtés, il est d'usage d'employer à l'entretien des porcs le lait écrémé, le petit-lait et le lait de beurre. Cette pratique me paraît, à tous égards, vicieuse ; car l'on peut substituer à cette espèce de nourriture beaucoup d'autres substances : par exemple, des pois, des fèves, du blé, du sarrasin, de l'avoine, etc. Il paraît qu'on ignore que les porcs peuvent être élevés sans le secours que fournissent les vaches, quoique cependant on ne puisse disconvenir que les productions d'une vacherie ne soient excellentes pour cet usage.

Je propose, pour cette raison, une méthode différente de celle que l'on suit ordinairement, et qui, non seulement, est plus expéditive, mais, comme me l'a prouvé l'expérience, beaucoup plus profitable. Le produit de la laiterie, d'après cette nouvelle méthode, ne doit être employé qu'à nourrir les petits porcs et les truies qui ont des petits.

Le nombre de ces truies, ainsi que celui des petits porcs, doit être alors proportionné à celui des vaches laitières que contient la vacherie. Une autre sorte de nourriture est nécessaire pour l'entretien des truies qui n'ont pas de petits, pour les porcs qui sont à la moitié ou aux trois quarts de leur croissance, ou qui sont parvenus à leur grandeur naturelle, ou qui sont déjà gras.

La méthode que l'on suit dans plusieurs de nos comtés, ainsi que les expériences qui vont être citées ci-après prouvent que le trèfle est une des bonnes substances pour bien nourrir les porcs dans quelques cas ; cependant les écrivains qui assurent que par ce moyen on parvient à les engraisser complétement se trompent.

Les porcs qui sont arrivés à un quart au plus de leur

grosseur peuvent être renfermés dans un champ de trèfle jusqu'à ce qu'on juge convenable de l'ensemencer en froment. Les neuf dixièmes des habitans de la Grande-Bretagne douteront de cette assertion : quant à moi, une suite d'expériences m'a convaincu de la réalité du fait. Il est superflu de dire qu'en suivant cette méthode les clôtures sont nécessaires, et ces clôtures doivent être de la meilleure espèce ; circonstance qui, dans toute ferme bien entretenue, est un des premiers mérites et d'une utilité majeure. Il est également nécessaire d'entretenir une mare d'eau dans une pareille clôture ; on peut alors y tenir les porcs depuis la mi-mai jusqu'à la Saint-Michel. On verra, par quelques expériences citées ci-après, que nul emploi du trèfle ne paie plus amplement le fermier que celui-ci.

Il y a eu des années où la luzerne m'a paru préférable au trèfle : le sainfoin peut également être employé avec succès.

Les expériences suivantes prouveront que les carottes, les panais, les betteraves et les pommes de terre sont d'un excellent usage quand il s'agit d'élever de jeunes porcs. Cette nourriture sera très profitable pour les porcs que l'on retire des champs de trèfle ; elle contribuera même à les engraisser, et sera également profitable pour les truies qui n'ont pas de petits.

On voit que, d'après cette méthode, on peut entretenir des porcs pendant toute l'année avec du trèfle et les racines dont on vient de parler, et que l'on n'aura besoin de recourir à la laiterie que pour nourrir avec un grand avantage les truies qui allaitent, ou pour élever leurs petits.

Il ne sera pas superflu ici de faire connaître plus particulièrement aux fermiers combien est avantageuse pour eux la méthode d'élever, par le moyen des racines, un grand nombre de porcs, d'autant plus que la culture des racines est extrêmement productive. Il n'y a pas de terrain qui, étant cultivé convenablement, ne produise abondamment l'une ou l'autre espèce de ces racines. La quantité de porcs que l'on peut engraisser ou nourrir par ce que produit une acre en carottes et pommes de terre doit surprendre tous ceux qui n'ont jamais essayé la même expérience, et cette excellente méthode, en matière de culture, doit en général engager nos fermiers d'en adopter les principes. Toutes ces racines doivent être considérées comme productions de jachères, c'est à dire qu'elles sont tout aussi avantageuses pour le sol que le serait la jachère d'un an, et si l'on en soigne la culture comme il le faut, elle est plus avantageuse et plus productive. En suivant cette méthode, on trouvera qu'elle est préférable à toute espèce de jachère, et si on l'adopte, elle rendra le terrain extrêmement fertile. Je mets en fait que cette méthode d'élever des porcs peut seule relever une ferme, qui, sans le secours d'une grande quantité d'engrais, ne pourrait se maintenir.

D'après cela, le lecteur doit être convaincu qu'en adoptant la culture des végétaux qui nettoient et améliorent le sol, on ne fait qu'augmenter le produit d'une ferme. Je crois que l'on peut dire, sans exagération, que le meilleur sol, d'après cette méthode, peut être amélioré, et que le plus mauvais et le plus appauvri peut être changé en un sol bon et valable, et cela à un prix au dessous de celui que l'on dépenserait d'une toute autre manière.

EXPERIENCES

SUR LA MANIÈRE D'ELEVER LES PORCS.

Première expérience.

Dans la première semaine du mois de mars 1765,
trente porcs de lait nouvellement sevrés furent choisis
parmi un troupeau de quarante-trois, afin de les avoir à
peu près tous de la même taille. On les divisa en cinq lots
différens, aussi égaux que possible ; mais dans leur valeur réelle 1 n'y avait pas de différence : chaque lot fut
nourri différemment. On les plaça tous dans des étables
ou toits particuliers, et tenus très propres ; les litières,
également distribuées, consistaient en paille.

Le lot n° 1 fut nourri avec pollard (1) mêlé d'eau ;

      2, avec pollard mêlé avec du lait écrémé
         (*skim-mick*) ;

      3, avec des navets cuits et du pollard mêlé
         dans la décoction de navets ;

      4, avec des pommes de terre cuites et de
         l'eau ;

      5, avec du lait écrémé.

On a continué à leur donner cette nourriture pendant
trente jours. Après ce temps, on les a fait sortir de leurs
étables (aucun n'étant mort pendant ce temps) et examiner par une personne qui s'entendait parfaitement en
porcs.

---

(1) Ce *pollard* est le restant de la farine du froment blutée deux
fois : ce n'est donc, à proprement parler, qu'un son de froment riche
en parties farineuses.

(Note du Traducteur.)

Les résultats furent les suivans :

N° 2, le plus gros (pollard et lait écrémé) ;

   5, approchant le premier (lait écrémé) ;

   1, ensuite (pollard et eau) ;

   3 et 4, à peu près égaux.

On voit, par cet exposé, que pollard et lait sont la meilleure nourriture ; lait tout seul bon. Les autres substances sont, à la vérité, très avantageuses à employer ; cependant on ne peut pas les comparer aux premières.

Deuxième expérience.

Dans le temps que je fis la première expérience, j'entrepris celle-ci avec quatre lots de porcs, chaque lot de cinq, sevrés depuis trois mois, et qui jusque-là avaient pâturé dans l'enclos de ma ferme.

On les plaça, comme les premiers, chaque lot dans une étable particulière, où ils furent tenus avec propreté ; leur nourriture fut la suivante :

N° 1, son et lait écrémé ;

   2, pommes de terre cuites ;

   3, carottes cuites ;

   4, carottes crues.

On les nourrit ainsi pendant trente jours ; au bout de ce temps, je les examinai avec la même personne qui avait présidé à la première expérience.

Les résultats furent les suivans :

N° 3, sans contredit le meilleur (carottes cuites) ;

   1 (son et lait écrémé) ;

   2 (pommes de terre cuites) ;

   4 en mauvais état (carottes crues).

On voit, par cette expérience, que les carottes cuites

sont une excellente nourriture pour des porcs de cet âge, et j'en ai été tellement content, que j'ai pris cela pour un avis dont je me propose de profiter à l'avenir. Les pommes de terre cuites sont également une bonne nourriture. Les carottes crues ont nourri les porcs beaucoup mieux qu'ils ne l'auraient été dans l'enclos de la ferme ; cependant elles ne valent pas les autres espèces de nourriture.

Troisième expérience.

Le 1er janvier, en 1766, quarante petits porcs qui avaient été sevrés, depuis à peu près quinze jours, furent divisés en huit lots égaux, et chaque lot enfermé dans une étable particulière ; on les nettoyait et on changeait leur litière toujours le même jour et à la même heure ; ils furent nourris de la manière suivante :

N° 1, carottes crues ;

2, carottes cuites ;

3, pommes de terre cuites ;

4, pollard mélangé avec du lait écrémé ;

5, le même, mélangé avec des navets bouillis ;

6, restant de drêche (*malt-dust*) mélangé avec du lait écrémé ;

7, lait écrémé ;

8, *idem*, avec moitié de décoction de carottes.

On continua à leur donner cette nourriture tout le mois de janvier ; à cette époque, ils furent examinés ; le résultat fut le suivant :

N° 4 était le meilleur lot (pollard et lait) ;

7, celui qui en approchait le plus (lait écrémé).

Vinrent ensuite dans l'ordre suivant :

N° 2 (carottes cuites) ;

3 (pommes de terres cuites) ;

N° 5 (pollard et navets cuits);

8 (lait écrémé et décoction de carottes);

1 (carottes crues).

Les animaux du n° 6 étaient les plus maigres; deux étaient morts (restant de drèche et lait écrémé).

Le lait et le pollard soutinrent dans ce cas leur supériorité : les carottes cuites furent trouvées également excellentes; les autres substances à peu près égales, la drèche exceptée, qui s'est montrée absolument nuisible.

Quatrième expérience.

Au commencement de juin 1766, je fis renfermer dans l'enclos destiné aux porcs, et dans lequel se trouvait une mare, soixante porcs qui avaient atteint, les uns la moitié, les autres les trois quarts de leur croissance. Ils furent nourris pendant quinze jours avec du trèfle vert fauché exprès tous les jours, et disposé dans des mangeoires couvertes de claies, pour empêcher les animaux de salir cette nourriture. Au bout de quinze jours, leur mauvais état s'annonçait évidemment, et plusieurs périrent vers la fin de ces quinze jours; je leur fis donner tous les jours du grain grugé avec de la lavure de cuisine, et cette nourriture fut continuée pendant plusieurs jours : ce changement de nourriture ne produisit aucune amélioration; plusieurs moururent encore. A cette époque, ils furent de nouveau emmenés au champ de trèfle dont ils avaient été tirés, et on les y laissa, pendant un certain temps, sans interruption. Depuis ce temps aucun ne mourut, et tous gagnèrent beaucoup d'embonpoint. Il n'est peut-être pas hors de saison d'observer ici que je ne connais aucune autre méthode d'employer le trèfle avec autant d'avantage, que de le donner aux porcs d'après cette dernière expérience.

Cinquième expérience.

Dans le même temps que je faisais l'expérience précédente, huit porcs, à peu près de la même taille, furent partagés en deux lots et renfermés dans des étables séparées. Quatre reçurent, pendant quatorze jours, du trèfle coupé fraîchement tous les jours ; les autres quatre furent nourris avec de la luzerne également coupée tous les jours ; la manière de leur donner cette nourriture et de les entretenir était pour tous la même ; même heure, même étable. Au bout de ce temps, on les examina avec attention, tous étaient en mauvais état ; ceux qui avaient été nourris avec le trèfle se trouvaient surtout dans un grand état de dépérissement et prêts à mourir.

Sixième expérience.

Au mois de septembre 1766, un nombre de vingt petits porcs furent divisés en quatre lots, et nourris pendant un mois, séparément, de la manière suivante :

N° 1, carottes cuites ;

2, pommes de terre cuites ;

3, navets cuits ;

4, choux cuits.

Le mois expiré, on les retira de leurs étables pour les examiner ; les résultats furent les suivans :

N° 1 était le meilleur (carottes cuites) ;

2, le plus près du premier ;

3 et 4, en mauvais état et prêts à périr.

Les carottes cuites continuèrent à garder leur supériorité.

Septième expérience.

Au mois de juin 1767, je tirai de mon troupeau de porcs vingt pièces, toutes parfaitement égales de volume et d'apparence ; elles étaient à peu près à la moitié de leur croissance ; on les divisa en quatre lots, et on les fit renfermer :

N° 1 , dans un champ de trèfle ;
    2 , — de luzerne ;
    3 , — de sainfoin ;
    4 , — de pimprenelle.

Un mois après, on les retira pour les examiner ; le résultat était le suivant :

N° 2 , le meilleur (luzerne) ;
    1 , approchant du premier (trèfle) ;
    3 , ensuite (sainfoin) ;
    4 , peu différent (pimprenelle).

Le résultat de cette expérience est, comme l'on voit, en faveur de la luzerne ; cependant, pour prononcer sur cet article, il faudrait entreprendre un plus grand nombre d'expériences.

Huitième expérience.

Au mois de janvier 1768, trois de mes truies, toutes trois à peu près égales, mirent bas dans la même semaine, l'une huit, l'autre sept, et la dernière six petits porcs ; je les fis nourrir séparément.

N° 1 , carottes crues ;
    2 , lait écrémé ;
    3 , lavures de vaisselle de bonne qualité.

Au bout de quinze jours, on les examina; les petits porcs du

N° 2 étaient les plus gras (lait écrémé);

   1   (carottes crues);

   3, en mauvais état (lavures de vaisselle).

Je regarde cette expérience comme non décisive; mais je crois qu'il est intéressant de la répéter pour s'assurer de la réalité des faits, qui méritent d'être connus.

Résultat.

Le résultat général de toutes ces expériences peut être rapporté en peu de mots.

Le lait écrémé mêlé avec du pollard est, de toutes les substances nutritives, celle qui paraît la plus convenable pour élever les petits porcs.

Le lait seul est une bonne nourriture.

Les carottes cuites sont excellentes; elles prouvent que c'est la nourriture sur laquelle tout fermier qui n'a pas une grande vacherie peut compter.

Les pommes de terre sont une bonne nourriture.

Les navets, ainsi que les choux et la drèche, ne valent rien.

Pour ce qui est de la nourriture verte, celle qui est encore sur pied est la meilleure; fauchée et donnée à l'étable, elle est pernicieuse.

Au champ, la luzerne est préférable à toutes les autres; le trèfle suit après, puis le sainfoin. Ces trois plantes sont bonnes à employer; la pimprenelle est, de toutes les substances vertes, la moins propre pour cet usage.

———

EXPERIENCES

SUR LA MANIÈRE D'ENGRAISSER LES PORCS.

En février 1765, je fis peser un boisseau anglais de pois blancs à cuire ; le poids était de 71 livres anglaises (1), et le prix de 4 schellings (4 fr. 80 c.); un boisseau de pollard du poids de 25 livres $\frac{1}{4}$, du prix de 8 deniers (80 cent.); un boisseau de son, du poids de 15 livres $\frac{1}{4}$, le prix de 6 deniers (60 cent.), afin de savoir quelle était la nourriture la plus économique pour les porcs, si c'était celle de 71 livres de pois, à 4 schellings (4 fr. 80 cent.), ou 25 livres de pollard, à 8 deniers (80 cent.). Les pois sont six fois plus chers que le pollard, et leur poids n'est que de trois fois supérieur à ce dernier.

Première expérience.

Je pris quatre porcs de mon troupeau, dont l'apparence était la même. Chaque porc fut pesé séparément.

N° 1 pesait 6 stones (2) 5 livres.
   2 — 6 — 7 *id.*
   3 — 6 — 3 *id.* .
   4 — 6 — 8 *id.*

J'en fis deux lots.

Le lot n° 1 contenait les porcs, n°ˢ 1 et 2, du poids de 12 stones 12 livres.

Le lot n° 2 contenait les porcs, n°ˢ 3 et 4, du poids de 12 stones 11 livres.

---

(1) La *livre* anglaise est plus petite que la livre française. On avertit que les boisseaux, les livres et autres mesures dont il est parlé ici sont toujours les mesures d'Angleterre et non celles de France.

(2) *Stone*, poids anglais qui équivaut à 14 livres anglaises.

L'égalité, quant au poids de ces porcs, est remarquable. Mon fermier avait le coup-d'œil si juste, que sur une centaine de porcs il se trompait rarement de 2 livres par demi-douzaine de stones.

Les deux lots furent renfermés chacun dans une étable séparée, où, pendant un laps de temps égal pour chacun, ils consommèrent :

Le n° 1, 8 boisseaux de pois, du poids de 568 livres, du prix de 1 livre sterling 12 schellings (38 fr. 40 cent.).

Le lot n° 2, 48 boisseaux de pollard, pesant 1,212, du prix de 1 livre sterling 12 schellings (38 fr. 40 cent.). Les pois, ainsi que le pollard, furent donnés secs, avec de l'eau à côté dans une auge. Chaque lot fut pesé ; le résultat était le suivant :

Le lot n° 1 pesait 19 stones 2 livres.

     2 — 21 — 5 *id.*

Le lot n° 2 l'emportait donc sur le lot n° 1 de 2 stones 3 livres ; et en y ajoutant le poids de plus de la première pesée, le total était de 2 stones 4 livres.

Une seule expérience, comme celle que je viens d'exposer, ne déciderait rien dans cette matière, si les expériences subséquentes ne lui donnaient de la force.

Deuxième expérience.

Au mois de janvier 1766, je séparai de mon troupeau dix porcs, aussi égaux que possible pour la taille ; ils furent pesés et mis en cinq lots séparés, chacun de deux porcs.

N° 1 pesait 13 stones 4 livres.

  2 — 12 — 6 *id.*

  3 — 13 — » *id.*

  4 — 12 — 11 *id.*

  5 — 13 — 1 *id.*

Il est difficile de mettre plus d'égalité dans un objet dont on ne peut ni augmenter ni diminuer le poids à volonté.

Le n° 1 fut engraissé avec des pois blancs, dont le boisseau était du poids de 66 livres, et dont le prix était de 30 schellings (36 fr. » cent.) par quarter (1);

Le n° 2, avec du pollard, le boisseau de 22 livres de poids, et du prix de 9 deniers (90 cent.);

Le n° 3, avec du blé-sarrasin, le boisseau pesant 47 livres, et du prix de 2 schellings 3 deniers (2 fr. 70 cent.);

Le n° 4, avec des pommes de terre cuites, dont le boisseau pesait 54 livres, et était du prix de 2 schellings (2 fr. 40 cent.);

Le n° 5, avec des carottes cuites : le boisseau de ces racines crues pesait 55 livres, et son prix était de 1 schelling 1 denier (1 fr. 30 cent.) par boisseau.

J'ai cru qu'il valait mieux fixer la somme nette de ce que coûte un porc pour l'engraisser. Les personnes que je consultai furent d'opinion qu'il avait fallu 8 boisseaux de pois blancs pour bien engraisser un porc; en prenant cette donnée pour base, la dépense doit être déterminée de la manière suivante :

	l. st. sch.	d.	fr.	c.
N° 1, pois, 16 boisseaux..	3 »	»	(72	»)
2, pollard, 80 boisseaux. . . .	3 »	»	(72	»)
3, blé-sarrasin, 27 boisseaux. .	3 »	9	(72	90)

	l. st.	sch.	d.					
4, pommes de terre, 28 boisseaux. . . .	2	16	»	}	3 »	»	(72	»)
Travail et charbon. .	»	4	»					
5, carottes, 49 boisseaux.	2	13	1	}	3 »	»	(72	»)
Travail et charbon. .	»	6	11					

Chaque lot fut pesé aussitôt que la nourriture eut été consommée ; le résultat fut le suivant :

N° 1 pesait 27 stones 6 livres.
   2 — 27 — 9 *id.*
   3 — 29 — 13 *id.*
   4 — 25 — 7 *id.*
   5 — 31 — » *id.*

D'après cette expérience, il est évident que la carotte cuite est, de toutes les nourritures, celle qui est la plus avantageuse. Je n'avais pas cru que les pommes de terre seraient si inférieures ; mais dans la suite je me suis convaincu, par plusieurs autres expériences, que, pour qu'elles devinssent profitables, il fallait les mélanger avec de la farine de blé quelconque. Dans cet essai, le pollard s'est encore montré plus profitable que les pois.

En janvier 1766, ayant un grand nombre de porcs à engraisser, je m'approvisionnai de plusieurs sortes de nourritures ; on les donna aux porcs, les unes seules, les autres mélangées, pour s'assurer quels seraient les moyens les moins coûteux et les plus expéditifs pour atteindre ce but. Cette manière de procéder est, selon plusieurs personnes, le meilleur de tous les moyens de connaître la qualité de chaque espèce de nourriture.

Troisième expérience.

Soixante-seize porcs, du poids de 7 jusqu'à 14 stones, ont consommé en sept jours, après avoir été engraissés pendant neuf jours,

	l. st. sch.	d.	fr.	c.
17 quarters (1) 5 boisseaux, pollard.	5 17 10		(141	40)
1 boisseau, fèves.	» 4 »		(4	80)
7 quarters 2 boisseaux, pois grugés..	10 17 6		(261	»)
	16 19 4		(407	20)

Ce qui fait par jour, l'un dans l'autre, 3 quarters 4 boisseaux $\frac{1}{2}$; et, en argent, par jour, 2 liv. st. 8 sch. 6 d. (58 fr. 20 c.) environ.

Quatrième expérience.

Quatre - vingt - huit porcs ont consommé, en douze heures de temps,

	l. st. sch.	d.	fr.	c.
1 quarter 6 boisseaux, sarrasin. .	1 11 6		(37	80)
» — 2 — pois en farine.	» 8 »		(9	60)
1 — 3 — son.	» 5 6		(6	60)
3 quarters 3 boisseaux..	2 5 »		(54	»)

Cinquième expérience.

Les mêmes porcs ont consommé, le jour d'après,

	l. st. sch. d.	fr.	c.
2 quarters, pois blancs..	3 » »	(72	»)

Sixième expérience.

Le jour suivant,

	l. st. sch.	d.	fr.	c.
1 quarter, pois.	1 10 »		(36	»)
2 boisseaux, sarrasin.	» 4 6		(5	40)
	1 14 6		(41	40)

---

(1) On répète que le *quarter* anglais contient 8 boisseaux anglais.

D'après la consommation de cette journée, je dois conclure, ou que les porcs n'aiment pas le sarrasin autant que les pois, ou bien que le sarrasin nourrit mieux; 2 quarters de pois furent la plus grande quantité consommée par jour, par ce même nombre de porcs, pendant le temps de l'engrais.

Septième expérience.

Le jour suivant,

	l. st.	sch.	d.	fr.	c.
2 quarters de blé-sarrasin. . . .	1	16	»	(43	20)

L'engrais de cette journée prouve, jusqu'à un certain point, que le blé-sarrasin est une nourriture très agréable aux porcs, puisqu'ils en ont mangé autant que de pois ; mais on peut dire qu'ils en ont mangé davantage, si la proportion est dans le poids et le prix.

Huitième expérience.

Le jour suivant, ils ont consommé
2 quarters et demi de pois en farine, sarrasin en farine et pollard mélangés : le quarter de ce mélange valant 13 sch. 4 d.

	l. st.	sch.	d.	fr.	c.
(16 fr. » c.).	1	13	4	(40	»)

Neuvième expérience.

Les jours suivans, ils consommèrent

	l. st.	sch.	d.
22 quarters et demi du même mélange, de la valeur de. . .	15	»	»
1 quarter et demi, blé-sarrasin.	»	18	»
7 boisseaux de pois..	1	7	»
	17	5	» (414 » c.)

Ce qui fait à peu près 3 quarters et 4 boisseaux $\frac{1}{4}$ par jour, et en argent environ 2 liv. st. 9 sch. 3 d. (59 fr. 10 cent.).

La quantité que les porcs consommaient de cette nourriture mélangée, et l'embonpoint que cela leur procurait, sont une preuve certaine que le mélange intime de ces substances avec la farine contribue particulièrement à leur prompt engraissement, et l'on voit, d'après les proportions, qu'ils en mangent davantage dans l'état de mélange que lorsque chaque substance est séparée.

Dixième expérience.

Le jour suivant, ils mangèrent

	l. st.	sch.	d.		
1 quarter de blé-sarrasin.	»	18	»		
7 boisseaux de pois.	1	7	»		
	2	5	»	(54	fr. » c.)

Onzième expérience.

Le jour suivant, ils avaient consommé

	l. st.	sch.	d.		
1 quarter 4 boisseaux de pois. . .	2	5	»	(54 fr.	» c.)

Douzième expérience.

Le jour suivant,

	l. st.	sch.	d.		
1 quarter 4 boisseaux de pois. . .	2	5	»		
1 boisseau de blé-sarrasin.	»	2	3		
	2	7	3	(56 fr.	70 c.)

Treizième expérience.

Les dix-huit jours suivans, la consommation était de

l. st. sch. d.

24 quarters 1 boisseau de farine de
pois. 39   »   »

6 quarters farine d'orge. 7   4   »

1 quarter 1 boisseau de farine
de blé-sarrasin. 1   2   6

7 quarters 4 boisseaux de pol-
lard. 2   5   »

1 quarter de son.. . . . . »   5   4
____

fr.   c.

49 16 10 (1,196 20)

En comptant par jour, c'était 2 quarters 1 boisseau $\frac{12}{18}$; la nourriture de ces porcs revenait, en argent, à 2 l. st. 15 sch. par jour (66 fr. 45 c. $\frac{5}{9}$).

La différence observée entre l'expérience n° 9 et celle-ci est remarquable, et semble prouver que les porcs consomment d'après le poids et la qualité et non pas d'après le volume. Quoique les quantités soient très différentes, les prix ne présentent pas la même variation. Dans les expériences n°ˢ 10, 11 et 12, ils avaient mangé des grains ; dans la dernière expérience, les grains étaient moulus ; ils en consommaient beaucoup plus par jour : de là je conclus que la farine ou les substances réduites en farine sont préférables pour l'engrais.

Quatorzième expérience.

Le jour suivant, ils mangèrent

liv. st. sch. d.   fr.   c.

1 quarter 4 boisseaux de farine de
pois. 2   6   5 (55 70)

Quinzième expérience.

Le jour suivant,

1 quarter 5 boisseaux de farine
de pois. 2   10   4   (6o   4o)

Seizième expérience.

Le jour suivant,

1 quarter 7 boisseaux de farine
de pois. 2   18   »   (6g   6o)

Dix-septième expérience.

Les trois jours suivans, la consommation consistait en

5 quarters 2 boisseaux de farine
de pois. 8   2   9   (195   3o)

Dix-huitième expérience.

Le jour suivant, ils mangèrent

1 quarter 4 boisseaux de farine de
pois. 2   8   »   (57   6o)

Il résulte de toutes ces expériences que la farine est
une nourriture préférable au grain entier.

Dix-neuvième expérience.

En janvier 1768, je fis renfermer trois porcs dans des

étables séparées, et les fis nourrir de la manière suivante :

N° 1, avec des pois blancs ;

   2, avec des fèves ;

   3, avec de l'orge,

pour m'assurer quel serait le lard le meilleur : les porcs étaient de la même taille, et aussi semblables que possible.

N° 3 avait le lard le plus ferme, le plus blanc et du
      meilleur goût.

   1, en approchait pour la blancheur et la fermeté.

   2, de couleur foncée et de mauvais goût, mais ferme.

Observations.

Il résulte de ces expériences que le pollard seul (aux prix précédemment annoncés) est une nourriture d'un prix plus bas que les pois seuls ;

Que, de toutes les nourritures employées pour engraisser des porcs, la plus profitable a été les carottes cuites ;

Que le blé-sarrasin est plus profitable pour la nourriture des porcs que ne le sont les pois ;

Que plusieurs espèces de nourritures mélangées sont plus profitables qu'une substance donnée seule ;

Que la farine d'une de ces substances ou de celles de blé quelconque est d'un meilleur usage que le blé entier, qu'il soit mélangé ou seul ;

Que les pois et l'orge sont une meilleure nourriture pour les porcs que les fèves.

Les expériences que l'auteur présente à la Société d'encouragement ne doivent pas être considérées comme parfaites, mais plutôt comme une preuve du désir qu'il a d'être utile. L'auteur verra avec plaisir que d'autres agriculteurs obtiennent des résultats plus satisfaisans ou plus concluans que les siens.

Les expériences suivantes n'ayant pas été comprises parmi celles présentées à la Société d'encouragement, l'auteur pense qu'elles seront reçues avec plaisir par les personnes qui s'occupent de cet objet.

Première expérience.

En janvier 1766, vingt petits porcs sevrés depuis six semaines furent divisés en quatre lots, et nourris pendant trois semaines avec les substances suivantes :

N° 1, carottes cuites ;

   2, panais cuits ;

   3, betteraves rouges cuites ;

   4, pommes de terre cuites.

Les porcs furent examinés au bout de ce temps, et l'on trouva les résultats suivans :

N° 1, le meilleur ;

   2, approchant le premier ;

   3, presque égal au second ;

   4, moins avancé, mais cependant bon.

Parmi ces quatre lots, il n'y avait pas grande différence.

Dans cette expérience, il paraît que les carottes l'ont emporté sur les autres espèces de nourriture, sans qu'on puisse cependant regarder cette expérience comme décisive.

Deuxième expérience.

En février 1766, vingt-quatre petits porcs divisés en six lots furent enfermés dans des étables séparées : ils étaient tous de la même taille , et ils furent nourris, pendant trois semaines, de la manière suivante :

N° 1, carottes crues ;

2, panais crus ;

3, betteraves rouges crues ;

4, pommes de terre crues ;

5, topinambours crus ;

6, navets crus.

Au bout de trois semaines, ces porcs furent examinés ; ils offraient le résultat suivant :

N° 1, le meilleur, en bon état.

2 et 3, approchant, également en bon état ; tous les animaux égaux.

4 et 5, pas beaucoup inférieurs ; tous égaux.

6, trois de morts ; l'autre prêt à périr.

Les carottes, panais et betteraves sont une nourriture excellente ; les pommes de terre et les topinambours bons, quoique pas au même degré ; les navets ne fournissent qu'une mauvaise nourriture.

Troisième expérience.

En janvier 1767, je tirai de mon troupeau trois lots de petits porcs sevrés : ils furent nourris pendant quinze jours de la manière suivante :

N° 1, avec des carottes cuites ;

2, panais cuits ;

3, betteraves cuites.

Au terme annoncé , ils furent examinés et offrirent le résultat suivant :

N° 2, le meilleur ;

1, en approchait ;

3, en moins bon état.

Tous les individus se trouvaient en bon état. Dans cet essai, les panais se sont montrés supérieurs aux carottes, et, à cet égard, ils donnent le démenti aux expériences précédentes; cependant, en pareille matière, un petit nombre d'expériences ne doivent jamais être regardées comme décisives. Dans toutes les expériences d'agriculture, il n'y a que les essais comparatifs qui puissent amener à un degré de conviction satisfaisant.

Quatrième expérience.

Le 6 janvier 1767, je fis placer six petits porcs de deux mois dans une étable, où ils furent nourris, pendant six semaines, avec des topinambours bouillis et de la lavure de cuisine, telle qu'on la donne ordinairement aux porcs maigres. Je fis cette expérience pour voir jusqu'à quel point cette racine pouvait servir à engraisser de tels porcs. Le résultat fut entièrement favorable; car au bout de six semaines on les examina, et on les trouva dans un fort bon état, sans avoir une aussi bonne mine que d'autres porcs nourris chez moi avec des substances différentes, mais toujours assez bien pour prouver que cette espèce de nourriture mérite d'être considérée comme un objet d'une assez grande importance.

Cinquième expérience.

Je semai sur 2 acres du trèfle rouge commun et de l'orge, au printemps de 1765, dans une terre argileuse qui avait porté des fèves, et qui avait été houée, l'année d'auparavant, avec la houe à cheval. En octobre 1765, le même terrain fut amendé par trente charges de compost, composé de fumier de basse-cour, d'immondices de villes, de terre, et de terre d'étang.

Les clôtures qui entouraient ce champ furent bien réparées pendant l'hiver, et une de celles qui paraissaient les plus mauvaises fut faite à neuf.

Le 12 de mai, je fis renfermer dans ce champ trente bêtes, composées de truies, de jeunes porcs d'une certaine force, d'autres à demi ou aux trois quarts de leur croissance. Ces porcs se jetaient immédiatement sur le trèfle, et, au bout de quinze jours, tous prouvèrent par leur embonpoint combien cette nourriture leur était agréable. Une mare qui se trouvait au milieu de l'enclos leur servait à s'abreuver continuellement, et pendant la nuit ils se rassemblaient en peloton dans un des angles de l'enclos, sous un massif de buisson. Ils ne montraient plus aucun désir de s'en retourner à la maison, quoique dans la première soirée ils eussent fait plusieurs fois le tour de l'enclos pour s'en retourner. Comme le nombre des porcs me paraissait trop peu nombreux pour consommer ce trèfle, on en ajouta quelques autres, qui y furent tenus jusqu'à la Saint-Michel. Les rapports entre la dépense et le produit sont les suivans :

Dépense.

	l. st.	sch.	d.
Graine de trèfle.	»	10	9
Ensemencement.	»	»	6
Fumier à 20 deniers la charge, y compris la dépense de la répandre sur le champ. . .	2	19	4
	3	10	7
Intérêt de l'argent et du capital.	1	14	»
	5	4	7 (125 fr. 50 c.)

Dépense comparative de l'entretien des porcs d'une autre manière.

	l. st.	sch.	d.		fr.	c.
Entretien de 15 porcs pendant 21 semaines, à 3 deniers..	3	18	9			
Plus, 12 porcs pendant 12 semaines, à 3 deniers..	1	16	»			
Plus, 10 porcs pendant 16 semaines, à 3 deniers.. . . .	2	»	»			
Plus, 5 porcs pendant 10 semaines, à 2 deniers et demi..	»	10	5			
Plus, 12 porcs pendant 12 semaines, à 2 deniers..	1	»	»			
Plus, 10 porcs pendant 12 semaines, à 1 denier et demi..	»	15	»			
	10	»	2		(240	20)
Dépense.	5	4	7		(125	50)
En retranchant la dépense de l'engrais dans le champ de trèfle, de la dépense supposée faite de la manière ci-dessus, on a, pour deux acres, un						
Bénéfice de..	4	15	7		(114	70)
Ou, par acre..	2	7	$9\frac{1}{2}$		(57	35)

Plusieurs résultats obtenus, cette année, du trèfle pâturé m'ont prouvé que rien n'est aussi profitable que de le faire paître par des porcs. Un profit clair de 47 sch. 9 d. (57 fr. 30 c.) par acre, après avoir payé l'engrais, est très considérable, et doit être préféré au prix qu'on en tire comme fourrage sec, en faisant entrer en ligne de compte les chances des saisons. Rien ne prouve mieux la réalité de ce compte que ce fait rapporté. Tous les porcs croissaient rapidement, et prouvaient par leur bon état combien cette nourriture leur était agréable, d'autant qu'il n'y a pas d'animal domestique qui décline aussi subitement que le porc quand il est mal nourri.

Où est donc la nécessité d'avoir d'autre nourriture d'été pour les porcs ? et pourquoi donner une autre nourriture d'été à ceux que le trèfle engraisse ? Il vaudrait bien mieux conserver le résidu des laiteries pour les truies qui allaitent, pour les cochons de lait et pour les gorets, tous animaux qui en ont besoin.

Sixième expérience.

Dans l'été de 1767, on a tenu un grand nombre de porcs de toute espèce dans une acre de trèfle, qui, auparavant, avait été ensemencée en avoine, après avoir porté des navets, et dont le sol consistait en une bonne terre argileuse mélangée de sable. La dépense fut, d'après les prix déjà spécifiés, de 4 liv. st. 8 d. par acre (96 fr. 80 c.). Les porcs furent tenus dans ce champ depuis la dernière semaine de mai jusqu'à la mi - septembre, et ne revinrent jamais à la maison ; ils s'en nourrirent parfaitement bien, et jamais porcs n'avaient eu plus belle apparence.

Toutes les expériences ci-dessus, ainsi que plusieurs autres, prouvent incontestablement qu'un champ de trèfle bien clos et pourvu d'une mare peut servir seul à l'entretien d'été pour les porcs, sans qu'on ait besoin pour eux d'autre nourriture ; et que l'emploi du trèfle, de cette manière, sera au moins aussi avantageux, et peut-être plus, que de toute autre.

15.

ADDITIONS

AU MÉMOIRE D'YOUNG.

I°.

Note sur quelques races de cochons d'Angleterre, par M. Huzard fils.

Dans l'Angleterre, on est parvenu à former une race de moutons dont la laine a depuis huit jusqu'à quinze pouces, et même plus de longueur (1). C'est encore en Angleterre que la même persévérance, bien entendue, a créé les meilleures races de cochons : l'on en trouve peu de primitives et seulement améliorées ; presque toutes, au dire des cultivateurs, ont été croisées par d'autres races étrangères, et cela ne doit pas surprendre, puisque ce dernier moyen est le plus prompt aussitôt qu'on peut se procurer des races supérieures.

Celles qui, en Angleterre, servirent le plus à cette amélioration, furent quelques races des Indes orientales, que les cultivateurs désignèrent par le nom de races chinoises, parce qu'ils ignoraient la contrée particulière d'où elles avaient été amenées : ces races, quoique moins grandes et moins volumineuses, avaient l'avantage de s'engraisser

(1) Voyez mes *Notes sur les bêtes à laine d'Angleterre, et particulièrement sur les sous-races à laine longue*, Annales d'Agriculture, 2ᵉ série, t. XVIII, pag. 237.

très facilement, et même à un point tel, que souvent leurs produits en étaient peu délicats et, par suite, peu avantageux pour la boucherie. Il vint tout naturellement à l'esprit d'essayer de les croiser avec celle du pays, dans l'espérance que les métis pourraient, en conservant en partie la stature des indigènes, acquérir la faculté que les races introduites avaient, celle de s'engraisser facilement en moins de temps et, par conséquent, à moins de frais : l'espérance s'étant réalisée, les animaux provenant de ces métissages ont acquis une grande réputation ; ils furent achetés pour la reproduction, se répandirent partout, et ont amélioré les races existantes. Ainsi la fameuse race elle-même de Berkshire doit, sans aucun doute, ses bonnes qualités au métissage avec des races de cochons *chinois*, races auxquelles elle ressemble par ses formes principales.

Si toutes ces races améliorées diffèrent maintenant encore entre elles, on doit rapporter ces différences d'abord à la conformation primitive et diverse de ces races, mais surtout aux soins variés apportés par les nourrisseurs dans les croisemens et l'amélioration.

Les caractères communs que les races actuelles doivent à leur métissage avec les races des Indes orientales sont les suivans : elles sont basses sur jambes, très longues de corps, avec des épaules, des reins, une croupe et des cuisses présentant une large surface en tous sens ; elles ont l'encolure courte et la tête petite, comme enfoncée dans les épaules. Leur couleur est le plus souvent pie ; cependant l'on en trouve de presque entièrement blanches et quelques noires. Les premières sont, en général, plus volumineuses ; les dernières, qui paraissent être le résultat de croisemens avec des cochons tonquins, sont moins grandes ; enfin toutes ont les jambes fines, très courtes, et leurs onglons petits. La sage mesure adoptée dans les as-

semblées qui donnent des prix annuels aux meilleurs nourrisseurs, celle de peser tous les produits que l'animal
donne après sa mort, et d'accorder le prix au nourrisseur
de l'animal qui, par rapport au poids et à la dépense que
l'animal a occasionée pendant sa vie, donne le plus de produits et les produits de la meilleure qualité, fait choisir
pour mâles, pour étalons, ceux qui ont les os les moins volumineux. Plus loin, j'expliquerai les raisons de ce choix.

On mange, en général, beaucoup plus de viande de porc
en Angleterre qu'en France, et elle y est à aussi bon marché, il faut qu'on y élève beaucoup plus de cochons; et
pour qu'on en élève, il faut qu'on retire un bénéfice
de leur éducation. Ce bénéfice devient plus ou moins grand
selon les races, et surtout selon la manière dont on élève les animaux : aussi, tandis que dans quelques endroits
ils apportent un profit considérable, dans d'autres ils n'en
donnent point. On croira là dessus un cultivateur anglais
qui a écrit un fort bon ouvrage sur l'agriculture, *Richard
Parkinson*. Voici comment il s'exprime, page 229 du second volume de son ouvrage (1) :

« J'observai que, quand je publiai mon premier ouvra-
» ge, j'avais l'opinion que les cochons ne payaient point la
» nourriture qu'on leur donnait, quelle qu'elle fût; mais
» je suis bien convaincu maintenant du contraire, et je
» le prouverai plus loin : mon erreur vient de ce que je
» ne connaissais pas bien les différentes races de cochons. »

Après un tel aveu de la part d'un des célèbres cultivateurs praticiens de l'Angleterre, il y a peu de choses à
dire. Pour venir à l'appui de son opinion, je citerai deux
exemples du bénéfice qu'on peut faire sur des individus
de ces races, quand on leur donne une nourriture qui ac-

____

(1) *Treatise on the Breading and management of live stock.* London,
1810, 2 vol. in-8, fig.

célère leur croissance et leur engrais : ces deux exemples sont aussi tirés de l'ouvrage de M. *Parkinson*, et sont le résultat d'expériences faites par lui.

Il a calculé que pendant tout le temps que les jeunes animaux ont tété la mère, et neuf semaines après, faisant en tout deux cent trente-six jours, la dépense de nourriture par chaque cochon revint à deux de nos sous par jour, à cause de l'avoine qu'on donna d'abord à la mère, et ensuite aux petits : cette première dépense s'éleva donc à vingt-trois francs soixante centimes. Les animaux restèrent ensuite une année ou dans les champs ou dans les *fold-yards* (1), sans recevoir aucune nourriture, et le fermier estime qu'ils pouvaient consommer individuellement pour environ huit sous par semaine de fourrage; ce qui fait, en cinquante-deux semaines, vingt francs quatre-vingts centimes : suivent cinquante-cinq jours à manger des pommes de terre pour six sous par jour, toujours par individu, seize francs cinquante centimes; soixante-deux jours à manger pour huit sous de pois par jour, vingt-quatre francs quatre-vingts centimes ; soixante-deux jours à manger pour neuf sous d'orge par jour, vingt-sept francs quatre-vingt-dix centimes.

RÉSUMÉ.

Deux cent trente-six jours, à deux sous par jour. 23 fr. 60 c.

Une année sans autre nourriture que celle que les animaux trouvaient aux champs ou dans la cour de la ferme, estimée. . . 20   80

Cinquante-cinq jours, pommes de terre,

A reporter. . . . 44 fr. 40 c.

---

(1) Les *fold-yards* sont des cours dans lesquelles on laisse les animaux libres et exposés aux intempéries de la saison.

	Report. . . .	44 fr.	40 c.
six sous par jour.		16	50
Soixante-deux jours, pois, huit sous par jour.		24	80
Soixante-deux jours, orge, neuf sous par jour.		27	90
Dépense totale par cochon.		113 fr.	60 c.

A cette époque où un des deux cochons fut tué, il avait donc coûté cent treize francs soixante centimes de notre monnaie; mais il pesait trois cent cinquante-trois livres anglaises, et il a été vendu deux cent soixante-treize francs (onze pounds sept schellings), ou soixante-seize centimes la livre de viande sur pied : le nourrisseur a donc eu un bénéfice de cent cinquante-sept francs environ, sur lequel il faut déduire les faux frais des gages des domestiques et de l'entretien des porcheries et des instrumens, faux frais qui sont bien peu considérables.

Le second cochon fut gardé cent quatre jours de plus. Son appétit diminua un peu ; on lui diminua sa quantité d'orge en proportion, et il n'en mangeait plus que pour huit sous par jour; ce qui, pendant cent quatre jours, fait une somme de quarante et un francs soixante centimes à ajouter à la dépense de cent treize francs soixante centimes, et donne pour dépense totale de nourriture la somme de cent cinquante-cinq francs vingt centimes.

Première dépense.	113 fr.	60 c.
Cent quatre jours, à huit sous d'orge par jour.	41	60
	155	20

Mais l'animal fut vendu quatre cent neuf francs vingt centimes (dix-sept pounds un schelling), ou soixante-trois centimes la livre de viande sur pied ; ce qui porte le bénéfice sur ce cochon à deux cent cinquante-quatre francs (sauf toujours les faux frais des gages des domestiques et de l'entretien des porcheries, qui peut-être par animal ne s'élèvent pas à dix francs par an).

Voici les dimensions de cette dernière bête :

Hauteur. . . . . 2 pieds 10 p. angl.

Longueur du bout du nez à la base des oreilles. 1

Largeur mesurée d'une épaule à l'autre. 1   10

Largeur des reins. 1   8

Longueur du corps de la base de l'oreille à la queue. 5

Circonférence. 6   2

Poids , six cent quarante-sept livres anglaises.

Quoique les cochons de cette taille ne soient pas les plus communs, ils sont cependant assez ordinaires dans quelques cantons. J'ai pris exprès ces deux exemples pour faire voir combien les animaux de races qui ont l'avantage de s'engraisser facilement, quand elles sont nourries d'une manière convenable, peuvent rapporter de bénéfice. Je me suis abstenu de parler de ceux de ces cochons qui ont pesé jusqu'à mille à douze cents livres, et dont on voit de temps en temps quelques exemples : ce sont des exceptions qui ne font rien à la chose.

En 1819, M. *Decazes,* Ministre de l'Intérieur, que ses autres occupations n'empêchaient cependant pas de s'occuper des plus petits intérêts de l'agriculture, persuadé que l'introduction en France des races qui ont amélioré ainsi celles de l'Angleterre produirait le même avantage à notre patrie, me chargea d'en acheter si je pouvais en rencontrer, et de les faire venir. Je trouvai, sur un navire de la compagnie des Indes orientales et arrivant de la presqu'île de l'Inde, une truie pleine, je l'achetai ; elle fit ses petits, et ils ont été amenés en France. Malheureusement il n'y avait qu'un mâle, et il fut étouffé en route. Pour réparer cette perte autant qu'il serait possible, le Ministre fit acheter un autre couple de cochons de race anglaise, et c'est le mâle de cette autre race qui a servi à couvrir les femelles de la première.

Il s'est formé ainsi deux races : l'une qui est le résultat du croisement de la race des Indes avec un verrat anglais, et qu'on appelle *anglo-chinoise* ; et l'autre qui est restée pure, et qu'on appelle race anglaise.

Ces deux races ont été données, par couple, aux propriétaires-cultivateurs qui en demandaient ; il en a été envoyé dans beaucoup de départemens, et les renseignemens qui ont été envoyés au Ministère sur ces animaux sont, en général, très favorables, surtout ceux relatifs à la race dite *anglo-chinoise.* Elle s'engraisse très facilement, ou plutôt est toujours grasse, même en recevant peu de nourriture ; elle pullule de très bonne heure, ce qui donne la facilité de la renouveler souvent ; elle fait de nombreuses portées ; sa chair est très délicate ; et comme elle n'est pas d'une grande taille, elle peut être mise avec avantage jusque dans les plus petites exploitations. A mesure qu'elle est connue, les demandes pour en avoir se multiplient, et les demandeurs sont obligés maintenant d'attendre leur tour. En annonçant cette race comme supérieure à la plupart de nos races, je ne crains plus de me tromper ; c'est d'après l'expérience de ceux qui en ont que je parle.

M. *Bentham,* Anglais, maintenant propriétaire auprès de Montpellier, a fait venir directement d'Angleterre une race analogue ; M. le duc *Decazes* en a fait venir une autre qu'il a placée dans sa propriété de La Grave, auprès de Libourne : tout concourt donc à faire présumer que ces races se propageront encore davantage et qu'elles se naturaliseront en France.

Les propriétaires qui voudraient se procurer une race anglaise, à peu près semblable peuvent s'adresser à l'École royale vétérinaire d'Alfort, où cette race est en multiplication et en vente.

Mais pour améliorer des races il ne suffit pas d'avoir des races étrangères supérieures, soit pour les conserver pures, soit pour croiser les races indigènes, il faut encore donner à ces races et à leurs produits tous les soins qu'ils exigent : sans cela, l'amélioration s'arrête, et bientôt elle rétrograde.

Je terminerai donc ces notes par indiquer quelques uns des principaux soins que les races de cochons exigent en général.

Régime.

C'est principalement quand ces animaux sont jeunes qu'ils exigent le plus de soins; et l'on est souvent obligé, si l'on ne veut pas en perdre et s'ils sont nés dans une saison froide, de les tenir dans les endroits chauds et secs, et même, dans les jours trop froids, de les retirer de la mère, pour les tenir momentanément auprès du feu. C'est encore dans le jeune âge qu'ils ne doivent pas manquer d'une bonne nourriture; c'est le seul moyen d'affermir leur constitution, leur santé, et de les rendre ensuite beaucoup plus propres à l'engrais quand l'époque favorable pour les y mettre est arrivée. On leur donnera donc un peu de grain aussitôt qu'ils voudront en manger (de l'avoine ou de l'orge) ou, au moins, aussitôt que le lait de la mère commencera à diminuer ; ce qui arrive à peu près deux mois après sa mise-bas. On les retirera d'auprès d'elle aussitôt qu'on verra qu'ils mangent bien et qu'ils peuvent vivre seuls. Pendant tout le temps de cette première éducation, on tient l'endroit où ils restent extrémement propre, en renouvelant la litière au moins une fois par semaine, en ajoutant, au toit, un espace libre, en plein air, dans lequel la mère puisse sortir pour fienter. Comme aussi la santé des mères influe d'une manière marquée sur les petits, il faut en avoir beaucoup de soin, la laver de temps en temps s'il est possible, la bien nourrir surtout sans lui *donner trop*. Un peu de grain est très favorable ; c'est une dépense qui rentre avec de grands bénéfices par la santé vigoureuse des gorets : du petit-lait est encore une excellente chose pour les uns et pour l'autre.

On continue quelque temps de donner du grain aux petits après les avoir retirés de la mère, et on en diminue successivement la quantité, à mesure qu'on voit qu'ils trouvent suffisamment de quoi manger dans les champs ou dans les fold-yards, ou à mesure qu'on a d'autres objets moins chers à leur donner ; enfin on le supprime tout à fait, et on ne leur donne plus de nourriture spéciale que lorsque les substances, que l'on perdrait si l'on n'avait pas de cochons pour les consommer, ne suffisent pas ; ce qui arrive toujours lorsqu'on en élève un certain nombre : ils sont ainsi presque abandonnés jusqu'au moment de l'engrais.

Quand les petits sont d'une santé vigoureuse au moment du sevrage, et qu'on les fait passer ainsi successivement à une nourriture moins délicate et peu abondante, sans les faire souffrir néanmoins par privation, ils restent en bonne santé et continuent à croître jusqu'au moment de l'engrais, qui se fait alors d'autant plus facilement et d'autant plus vite.

On demande souvent à quel âge il est le plus avantageux d'engraisser les cochons, et comment il est le plus avantageux de le faire. Les deux exemples d'engrais que j'ai cités plus haut offrent déjà des données positives. Je dirai seulement ici qu'il est un âge où les animaux cessent de croître en grandeur, qu'alors ils s'engraissent très facilement, et que c'est cette époque qu'il faut saisir. Je dirai qu'elle doit varier un peu selon les races, et qu'en commençant l'engrais à différentes époques sur les petits d'une nombreuse portée, on pourra avoir un terme moyen pour cette race.

Quant à la manière de conduire l'engrais, l'exemple cité plus haut me paraît combiné d'après les meilleurs principes, celui de changer de temps en temps la nourriture, en commençant par la moins délicate et finissant par la plus avantageuse ; la propreté et une température moyenne dans un endroit sec, où les animaux seront tranquilles et peu distraits, me paraissent être ensuite les conditions principales à remplir.

Je n'entrerai point ici dans d'autres détails d'hygiène, détails qui se trouvent dans un grand nombre de livres d'agriculture. Je terminerai en indiquant les qualités que doivent avoir les animaux que l'on destine à la reproduction, parce que l'on n'est pas encore d'accord sur ces qualités ; cependant le porc n'étant élevé que pour sa chair, toute conformation qui tend à diminuer ce produit est vicieuse, toute conformation qui tend à l'augmenter est bonne ; et en établissant là dessus les principes d'après lesquels on doit fixer cette meilleure conformation, ils me paraissent devoir être invariables. Qu'on fasse bien attention seulement que ce n'est pas de l'individu qu'on destine à l'engrais que je parle ici, que c'est des individus que l'on destine à la reproduction : le premier, quelque conformation qu'il ait, doit être engraissé, il faut donc le prendre comme il est ; les seconds, au contraire, étant destinés à donner race, c'est d'eux, c'est de leur conformation que dépendra la bonté de la race qu'on formera : ce seront donc toujours les meilleurs qu'il faudra conserver pour la reproduction, et les moins bons qu'il faudra livrer à l'engrais. En suivant cette marche, la race s'améliorera à chaque génération ; en suivant la marche contraire, en prenant pour l'engrais les meilleurs animaux et en conservant les autres pour la reproduction, on abâtardira les races. Il ne faut pas chercher d'autres raisons du peu de produits que donnent quelques unes de celles que nous avons en France.

Qualités des porcs qu'on destine à la reproduction.

Tout animal d'une constitution chétive, d'une santé chancelante, doit être éloigné de la reproduction ; il sera moins propre à donner une postérité d'une santé vigoureuse, et la santé est la première chose pour des animaux qui doivent être engraissés avec économie. (*Voy*. Cha-bert, *Traité de l'engraissement des animaux domestiques*, seconde édition, in-12, de 136 pages.)

Quoique également en bonne santé, des animaux ont plus que d'autres de la propension à prendre l'engrais ; ce seront encore ceux qui, dans leur jeune âge, indiquent cette propension qu'il faudra choisir de préférence pour la reproduction. Après quelques générations, on aura, au moyen de cette marche, des animaux qui auront reçu de leurs ascendans la propriété de s'engraisser très facilement et à peu de frais, but principal de l'amélioration des races de porcs. Il y a cependant un point extrême à éviter dans ces races, il se trouvera de temps en temps des animaux qui auront la faculté de s'engraisser d'une manière extraordinaire ; ils fournissent une quantité considérable de graisse, mais cette graisse n'est pas de bonne qualité ; elle est sans consistance et donne un mauvais goût à la viande. On reconnaît ces animaux au signe suivant : la peau, au lieu de présenter de la résistance aux doigts, cède à la pression, et quand cette espèce de maladie est portée très loin, la peau tremble comme si elle n'était pas adhérente aux parties sous-jacentes. Il faut éloigner avec soin ces animaux de la reproduction, ils gâteraient bien vite une bonne race : heureusement ce sont des accidens rares.

Comme les os sont des parties de presque nulle valeur, ce sont les animaux qui ont les os les plus petits, les plus minces, qu'il faut choisir pour la reproduction. Par une conséquence de ce principe, toutes les parties qui ont des os pour base principale devront être petites, et plus elles le seront relativement aux autres parties, plus l'animal approchera de la meilleure conformation ; les chairs étant les parties les plus précieuses, les parties musculeuses devront être, au contraire, les plus développées.

Mais ce à quoi il faudra surtout faire attention, ce sera à la conformation de la poitrine. Il existe entre la capacité de cette partie importante du corps et la bonne santé des relations très intimes, et il est bien connu de tout le monde que rarement un animal à poitrine étroite est aussi vigoureux qu'un animal à poitrine large. Mais ce que tout le monde ne sait pas, c'est que des relations aussi intimes existent entre la capacité de cette cavité et la propension à acquérir non seulement de l'engrais, mais encore un engrais de bonne nature ; celui qui, dans tous les animaux destinés à la boucherie, constitue le bon engrais, la bonne graisse, et qui donne à la chair ses qualités les plus essentielles. La conformation de la poitrine sera donc, dans l'animal destiné à la reproduction, une des principales considérations à avoir.

Quelques personnes ont avancé que la conformation du ventre ou abdomen pouvait indiquer aussi une bonne race, et que, quand le ventre était ample, c'était un bon signe. Il faut faire une distinction à cet égard :

l'ampleur du ventre se développe, il est vrai, généralement dans un animal d'une bonne santé et bien nourri ; mais l'ampleur du ventre ne se développe pas dans un animal d'une bonne santé, et qui, au lieu d'être mis à l'engrais, n'est que suffisamment nourri : l'ampleur du ventre n'est donc, ordinairement, qu'une suite de l'état d'engrais appliqué à un animal d'une bonne constitution, d'une bonne santé ; et il n'indique pas, dans un animal nourri seulement d'une manière suffisante, une propension à l'engrais ; au contraire, il indique une santé moins robuste, et il est très commun de voir ces gros ventres dans les animaux qui ont une mauvaise graisse, ceux dont nous avons parlé plus haut et qu'il faut éloigner avec soin de la reproduction : c'est donc l'ampleur de la poitrine et non l'ampleur du ventre qu'il faut rechercher dans les races d'animaux destinés à la boucherie.

Ces principes une fois posés, nous fixerons la conformation la meilleure des animaux de la manière suivante :

Tête, petite, courte, étroite.

Corps, long, large, ample.

Jambes, courtes et fines.

La tête étant petite, le *groin* sera nécessairement petit, et la *gueule* petite ; l'animal, prenant peu d'aliment à la fois, les mâchera mieux et les digérera mieux. (*Parkinson* déjà cité.)

Les *yeux*, vifs et brillans ; ils indiquent un état prospère de santé.

Les *oreilles*, courtes, minces, aiguës, droites, rapprochées l'une de l'autre et portées en avant. Les opinions varient beaucoup sur les caractères qu'on doit assigner aux oreilles, et beaucoup de personnes préfèrent les oreilles larges, pendantes, aux oreilles minces, aiguës et droites : cependant, si l'on fait attention que des oreilles lon-

gues, pendantes, indiquent qu'il se fait une grande dé-
perdition de sucs nourriciers pour la nutrition de la peau,
et cela aux dépens de la nutrition du tissu musculaire;
que, pour avoir une partie délicate à la vérité (les oreilles)
du plus gros volume possible, on a le reste de la peau
épais, peu délicat et d'un grand volume, aux dépens d'autres parties plus avantageuses; que les oreilles petites,
courtes, droites, indiquent que la nutrition se porte peu
vers la peau, qu'on trouve dans ces sortes d'animaux
mince, sans plis et plus délicate, en général, que dans les
animaux à oreilles pendantes, on préférera, je crois, les
oreilles courtes, minces, aiguës et droites.

Le *sommet de la tête*, ou la *nuque*, étroit; les *ganaches*
écartées l'une de l'autre.

Le *cou* large, fort et à sa face supérieure, surtout vers
les épaules, presque aussi large que ces dernières parties.
Dans les bonnes races, où la tête est petite, et les épaules
larges et fortes, la tête semble être attachée aux épaules.
On dirait qu'il n'y a pas de cou, ou qu'il est supérieur à
la tête.

Plus il y aura de distance d'une *épaule* à l'autre,
plus il y aura, par conséquent, d'ampleur, de largeur dans
la *poitrine*; et plus les *épaules* occuperont de place, soit
en hauteur, soit en largeur, du bord antérieur au bord
postérieur, mieux ce sera.

Plus le *dos*, les *reins* et la *croupe* présenteront de largeur, mieux ce sera.

Le dos devra former une ligne à peu près droite du sommet des épaules au sommet de la croupe; dans beaucoup
de races, la croupe sera un peu plus haute que les épaules.

La *côte* et le *ventre* seront larges, arrondis, et formant
un cylindre assez régulier.

La partie de l'extrémité de derrière, que l'on appelle le
quartier de derrière, qui embrasse la cuisse et la jambe jus-

qu'au jarret et qui sert à faire les jambons, devra être très ample, occuper le plus de place possible.

Les *extrémités* antérieures, à partir du bas de l'épaule; les postérieures, à partir du jarret, devront être très courtes, très fines.

Les *onglons* petits.

Les *soies* longues, fines, rares.

Enfin, la *peau* fine, souple et sans plis.

En suivant ces principes pendant plusieurs générations dans le choix des animaux destinés à la reproduction, l'expérience a prouvé qu'on formait des races qui dépensaient souvent seulement les trois quarts de la nourriture consommée par les races élevées sans aucun soin.

J'ai vu en Écosse, dans l'East-Lothian, une exploitation rurale où l'éducation des porcs formait un des bons revenus, d'où, pendant six mois de l'année, il sortait, par mois, de dix à quinze porcs du poids gras de deux cents à deux cent cinquante livres. On comprend de quel avantage est, dans ce cas, une race qui épargne un quart de nourriture. De quel avantage immense cette race n'est-elle pas, quand elle est répandue dans tout un pays? C'est un quart de plus qu'elle fournit à la consommation sans augmentation de frais.

NOTA.

Extrait d'une lettre de M. le comte DE NOÉ *à M.* HUZARD *père, concernant les porcs anglo-chinois.*

Je crois que vous ne serez pas fâché d'apprendre que moi-même, il y a trois ans et demi à peu près, j'en ai fait venir d'Angleterre pour mon département, ne me doutant pas que le Gouvernement en eût. Voici le résultat que j'ai eu de cette espèce : plusieurs cochons, produit d'un mâle anglo-chinois et de truies du pays (du département du Gers), ont été tués à l'âge de dix-huit mois ; ils ont rendu cinq cents livres de viande et quatre-vingt-dix livres de graisse ; quelques uns un peu plus, mais aucun moins de cette quantité. J'en ai réservé de cette même portée, que je ne veux tuer que l'année prochaine. Ils sont plus beaux que tous ceux du pays, mangent de tout, jamais ne se dégoûtent de rien ; leur chair est plus blanche et plus ferme que celle des cochons du pays, et bien plus délicate. J'ai eu de la difficulté à engager les habitans à propager cette espèce ; mais à présent qu'ils en voient de si bons résultats, ils commencent à perdre les préjugés qu'ils avaient, et m'en demandent avec instance. C'est sur ces rapports que mon ami m'a prié de lui en obtenir une paire du Gouvernement, et je ne doute pas qu'il ne nous en rende bientôt un rapport aussi favorable. Une chose nécessaire pour ces animaux est de les tenir très proprement et de les faire laver souvent. Excusez ces détails, qui, je crois, ne vous seront pas désagréables.

J'ai l'honneur, etc.

———

II⁰.

LE COCHON FRANÇAIS ET LE COCHON ANGLAIS.

*Extrait du British farmers Magazine, 1827, n° 2, pag. 169,
traduit par M. SOUBEIRAN père.*

Les gravures représentent deux animaux des différens
pays, et, l'on n'a pas besoin d'ajouter, de deux qualités
opposées. Le contraste est, je puis le dire, si frappant et
si explétif, qu'il ne nécessite aucune observation, et
prouve combien le dessin est utile pour donner des idées
nettes sur les sujets de cette nature. La production anglaise est un verrat (*boar*) de la race fameuse appartenant
à M. *Western*; l'artiste a fait si bien ressortir les bonnes
qualités, qu'il suffit de dire que les jambes courtes, gar-

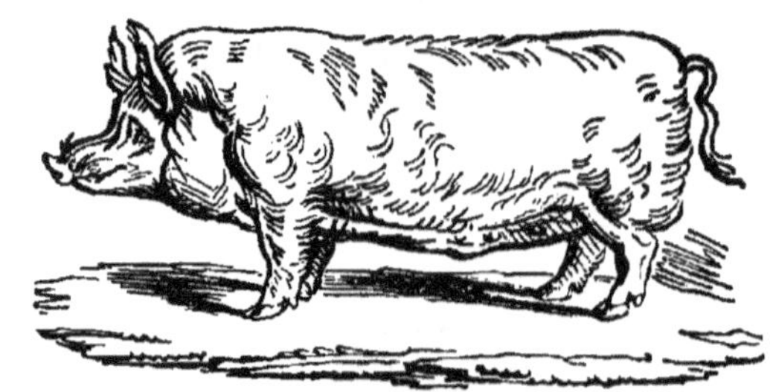

nies de chairs épaisses jusqu'aux jarrets, la forme carrée
bien prononcée indiquent une constitution extraordinairement vigoureuse et une évidente disposition à engraisser : c'est, entre beaucoup d'autres, un exemple flatteur
pour un Anglais de la supériorité de leurs bestiaux sur
ceux de tout le continent.

La misérable infériorité du cochon français est évidente

en tout ce qui constitue la bonté et l'utilité : la tête lon-

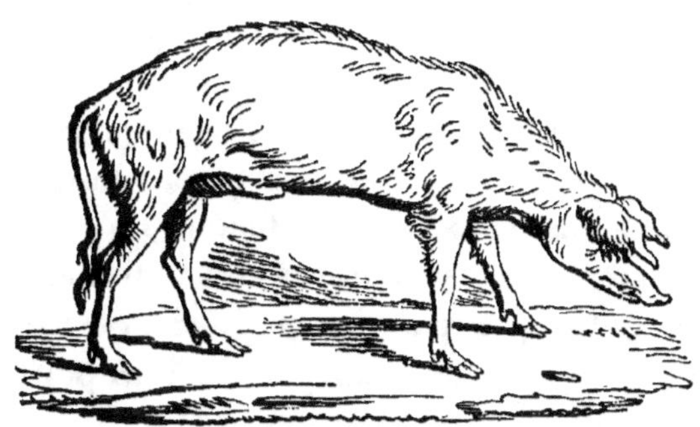

gue et effilée, les longues jambes, la mince charpente du corps et la convexité prononcée de l'épine dorsale dé-notent un grand consommateur de nourriture, et la dis-position à ne prendre que lentement de l'embonpoint ; et je douterais de la possibilité de faire de cet animal un bon corps de chair, quelque coûteuse que fût la dépense employée à sa nourriture. On fera observer que ce co-chon est un beau modèle de toutes les races de France et des Pays-Bas (1) : dans cette dernière contrée, on leur

---

(1) La partialité d'un Anglais se fait aisément reconnaître dans cette note. Quelques contrées de la France possèdent des races évidemment bien supérieures à la race dont le dessin est donné ici ; le Midi, parti-culièrement. On peut même dire que nos races se sont bien améliorées dans certains cantons où on a multiplié la race anglo-chinoise que M. le duc *Decazes*, sous son ministère, avait fait venir d'Angleterre et qu'il faisait distribuer à tous les cultivateurs praticiens qui en demandaient : il a lui-même contribué à la répandre en en faisant venir d'Angle-terre à ses frais et en la distribuant. Tous les renseignemens parvenus sur ces races sont favorables. M. *Trochu*, de Belle-Ile-en-Mer, dans une lettre, s'exprime encore sur le compte de ces races de la manière suivante : «Vous vous rappellerez peut-être que, dans une visite que » nous fîmes à M. le duc *Decazes* en 1825, il me promit de m'adresser » des porcs de la race anglo-chinoise ; il me tint parole, et, depuis, » j'ai répandu ces animaux dans tout le département, où ils sont très » estimés et préférés à l'ancienne race. J'en élève sur mon exploitation

met des entraves aux jambes , en raison de l'usage pratique de laisser paître les bestiaux sur les bords des routes; précaution fort nécessaire , si à la longueur démesurée de leurs membres ils unissent la disposition à en user.

Si je vous ai compris lorsque j'ai reçu les gravures , ce sera répondre à vos vues, et il ne sera pas hors de propos de mettre sous les yeux de vos lecteurs quelques essais faits sur différentes races de porcs soit nationales, soit introduites de l'étranger dans ce pays-ci. Je me suis très attentivement occupé de cet objet , et l'on peut compter sur ce que j'en dis comme résultat de l'expérience.

Le troupeau de jeunes porcs que je commençai à élever était de la grosse espèce de Shropshire , de couleur blanche à peu de variations près. Ils avaient de gros os ; ils étaient courts, mais épais de forme ; couverts de soies longues et clair-semées, et presque aveuglés par de grandes et incommodes oreilles pendantes. J'étais jeune, et parce qu'ils charmaient la vue, leurs dimensions étant considérables, j'en fus satisfait pendant quelque temps. Je commençai cependant à remarquer qu'ils profitaient lentement, quoiqu'ils dévorassent une étonnante quantité de nourriture, et que mon jeune troupeau ne retirait pour son accroissement aucun avantage des herbes ou de tous les autres végétaux qu'il trouvait dans les champs ; en un mot, il était toujours affamé et ne faisait

---

» annuellement de cent à cent cinquante, et j'en ai tiré beaucoup d'a-
» vantages. »

Dans une pareille exploitation , il est avantageux de retirer le double de produit en poids d'une quantité de nourriture donnée. Quand on calcule qu'il se produit en France plusieurs millions de kilogrammes de viande de porc avec une certaine quantité de nourriture , et qu'en choisissant de meilleures races on peut en produire le double peut-être avec cette même quantité d'alimens, on commence à comprendre qu'il est de quelque importance de s'occuper d'un pareil objet.   **H. F.**

aucun progrès, à moins qu'on ne s'en occupât constamment. Lorsqu'on avait abattu ces animaux, leur chair, et particulièrement le lard, étaient excessivement fibreux (*coarse*) ; le bruit du couteau, en les coupant, ressemblait plus à celui d'une scie qu'à celui d'un instrument bien aiguisé. Cette race, cependant, donnait beaucoup de petits à chaque portée, et comme dans leur enfance ils annonçaient une grande stature, ils se vendirent bien, principalement à des gens peu aisés, qui se connaissent peu à élever de jeunes cochons, comme j'ai été à portée de l'observer. Je changeai cette espèce pour la race plus petite de Berkshire. Dans les jeunes cochons de Berkshire, j'aperçus presque immédiatement une très sensible amélioration : ils profitaient vite, ils étaient plus capables de se procurer dans les champs une partie de leur subsistance, et lorsqu'ils avaient été tués, la qualité de la chair se trouvait bien supérieure; mais comme leur taille se rapprochait beaucoup de celle des cochons de Shropshire, je m'imaginai qu'ils en avaient en grande partie les défauts, et je les remplaçai par *l'espèce de la Chine :* dans ce changement, je tombai beaucoup trop dans les extrêmes relativement à la taille. Je trouvai que cette race était très féconde, prenait un prompt accroissement et qu'elle paissait admirablement, qualité d'une importance infinie; mais elle manquait de correction dans sa structure, les membres étant très inégaux et disproportionnés, le dos creux et le ventre pendant jusqu'à terre ; la peau n'était pas encore assez garantie par les soies ou poils (1), et la chair des individus était d'un tissu

---

(1) Une race de la mer du Sud, qu'on appelait *race chinoise*, et qui avait ces caractères, a fait admirablement en France : elle donnait non seulement des portées très nombreuses ; mais elle s'engraissait de

trop lâche, ce qui paraissait indiquer qu'ils avaient été dans un état de langueur ou de maladie. Encore mécontent, je changeai de nouveau pour une race que je possède actuellement, et où je trouve réunies toutes les bonnes qualités que je crois possible d'obtenir, qualités que, par une attention et une direction soutenues, je suis parvenu à conserver; je dis par une attention soutenue, car il est de fait qu'aucun animal ne dégénère plus promptement que le cochon sous l'influence d'une direction peu judicieuse. Les traits caractéristiques de ma race actuelle sont très semblables à ceux de la race du verrat de M. *Western*; je pense qu'elle descend d'un croisement entre le Berkshire, la race sauvage, et celle de la Chine. Cette espèce est très féconde, profite plus promptement qu'aucune autre de celles que j'ai vues, et, lorsqu'elle est bien grasse, ce qui arrive presque toujours, sa forme est parfaite, elle n'est cependant pas exempte de défauts; le principal est que les individus sont trop petits pour certains usages, quoique j'en tue du poids de 3oo livres (*fifteen scores*) : un autre défaut, c'est que lorsqu'ils sont mis à l'engrais, le *gras* l'emporte trop sur le *maigre*. On ne donne jamais de la nourriture aux jeunes pourceaux destinés à devenir grands : ils errent dans la cour de la ferme, ou bien on les laisse paître, et ils deviennent très bons pour la table. Lorsque j'ai besoin, pour le ménage, d'un jeune cochon plus gros, alors je croise la race avec un bon verrat du pays, et le produit me donne ce qui me manquait, c'est à dire une plus grande quantité de maigre, une plus grande taille, et l'aptitude à engraisser requise. Les races de porcs souffrent plus qu'aucune autre d'être alliées toujours dans

---

tout, ou, pour mieux dire, était toujours grasse, et sa chair excellente.

H. F.

la même famille (*in and in*). On réduira ainsi peu à peu chaque portée à un seul petit, et enfin on les rendra stériles (1); il est donc indispensable de les croiser de temps en temps. Lorsqu'ils ont été propagés long-temps entre eux au point de dégénérer (*to be affected*), il est probable qu'un mélange de sang chinois serait le meilleur remède; cette mesure, employée avec précaution, ne sera nullement nuisible. Le choix des individus venant de ces croisemens devrait être relatif à la forme la plus estimée, et lorsqu'on les ramenera à se croiser avec l'espèce primitive, on les verra rarement s'altérer si on y apporte les soins convenables. Les jeunes cochons, et particulièrement ceux qui ont une grande disposition à engraisser, sont sujets aux maladies inflammatoires; et, comme on peut rarement leur administrer des remède avec efficacité, le meilleur moyen à adopter pour eux consiste à les laisser courir librement sur le pâturage, où ils trouvent généralement tout ce qui est suffisant pour leur nourriture et pour les maintenir en bonne santé. C'est une opinion erronée de croire que, lorsqu'on les destine à être élevés, ils profitent mieux dans la fange : la propreté, tout au contraire, est indispensable à leur réussite. Lorsqu'ils se vautrent dans les bourbiers, c'est par l'ardeur de leur constitution, qui serait bien mieux secondée par un abondant approvisionnement d'eau claire à laquelle ils pussent sans cesse avoir recours.

---

(1) Si l'auteur a observé ce fait, c'est une exception très extraordinaire qui ne peut faire règle.   H. F.

III°.

Sur les profits de l'élève des porcs (1).

Lanuéjouls, 15 août 1829.

Croiriez-vous qu'une spéculation nouvelle, basée sur les calculs les plus rigoureux, et que j'ai voulu faire chez moi, m'ait attiré l'improbation et les railleries de quelques uns de mes voisins et d'un grand nombre de mes voisines ?

Voici le fait : d'après la routine de notre Ségala, dans un domaine de 60,000 fr., l'usage veut qu'on engraisse, chaque année, douze cochons (indépendamment de deux autres, qui restent dans la basse-cour pour consommer les eaux grasses et quelques débris des herbes potagères); on les achète en novembre, pour les revendre en janvier, c'est à dire trois mois après l'achat.

Je prétends, au contraire, qu'il est plus avantageux d'acheter les douze cochons au mois d'août, pour les revendre aussi en janvier, c'est à dire cinq mois après l'achat. (Je ne parle que pour les pays où le gland et les châtaignes peuvent être ramassés sans beaucoup de difficulté, et où l'on peut d'ailleurs élever d'autres bestiaux.)

A l'appui de mes idées, permettez-moi de mettre sous vos yeux le tableau suivant :

Prix d'achat de douze cochons (en novembre), à 35 fr.

---

(1) Beaucoup de cultivateurs n'étant pas encore habitués à calculer ce que leurs porcs leur coûtent, et par conséquent ce qu'ils leur rapportent, nous avons donné cet article pour fixer l'attention sur ces calculs.

pièce.	fr.	c.	420 fr.	» c.

Intérêt de ce capital pour huit mois, c'est à dire jusqu'au mois d'août suivant.

		14	»

Pertes pour cause de maladie, médicamens, muselage et autres pansemens pendant huit mois, pour douze cochons. . . . . .

		24	»

Entretien de chaque cochon pendant un mois (régime à crever de faim), savoir : un sac et demi de pommes de terre cuites, à 1 fr. 50 c. le sac. . . . .

2	25

Une quarte de châtaignes sèches.. . . . .

	75

Deux punières avoine.

	75

Eaux grasses ou potage.

	»

Total pour un cochon pendant un mois. . .

3	75

Pour douze cochons pendant un mois. . . . . . .

45	»

Pour douze cochons pendant huit mois. . . . . .

		360	«

Dommage sur les prés, pour chaque cochon, cinq quintaux de foin, à 1 f. 50 c.

7	50

Pour douze cochons. .

		90	»

Entretien, salaire et dépense d'une bergère, à raison de 75 c. par jour ;

A reporter. . . .		908	»

Report. . .   908   »

pour un mois. 22   5o

      Pour huit mois. . . . .   18o   »

      Total du montant des
douze cochons, huit
mois après l'achat. .   1o88   »

Il résulte de l'expérience qu'un cochon qui aura coûté en novembre 35 fr., entretenu d'après le régime prescrit, vaudra tout au plus, au mois d'août suivant, 55 fr.

Or, douze cochons achetés au mois d'août, à raison de 55 fr. pièce, coûteront 66o fr.; tandis qu'en suivant l'ancienne méthode ils se trouveront avoir réellement coûté, à la même époque, 1,o88 fr.; ce qui établit en faveur de la nouvelle méthode une différence de 428 fr. sur le prix de douze cochons de même valeur.

Si vous trouvez quelque solidité dans le calcul que je viens de faire, veuillez, je vous prie, accorder à ma lettre une place dans votre journal : c'est là toute la vengeance que je prétends tirer de mes bons voisins et voisines.

J'ai l'honneur d'être, etc.   Alaric fils.

IV°.

Du régime des porcs, à Maurs, département du Cantal, par L.-F. Grognier, *professeur vétérinaire.*

D'après l'évaluation très affaiblie, comme toutes les évaluations officielles, donnée par M. le comte *Chaptal* (1),

---

(1) *De l'Industrie française*, 1819, tom. I, pag. 248.

nous posséderions seulement 3,400,000 porcs, qui,
à 70 kilogrammes chacun, fourniraient à l'alimentation
241,000,000 kilogrammes de viande.

Or, comme, selon le même auteur, la consommation
totale de la viande serait, en France, de 503,528,000 kilogrammes, il en résulterait que la viande de porc ferait
environ la moitié de cette masse alimentaire.

M. *Chaptal* dit, ailleurs, que nos porcs représentent un
capital de 156,000,000 fr. (1). Il faut observer que nous
ne laissons guère vivre les porcs plus d'un an à 15 mois,
et dès lors, en ce genre de richesse, le produit de chaque
année égale presque le capital. Il n'en est pas de même
des bœufs, surtout des chevaux, qu'il faut attendre et
dont l'accroissement n'augmente la valeur que d'un tiers,
d'un quart, d'un cinquième toutes les années.

L'économie des porcs est donc, en France, d'une importance immense; et, néanmoins, les agronomes et les
vétérinaires s'en sont peu occupés. On a beaucoup écrit
sur l'éducation, l'hygiène, les maladies du cheval, du
mouton, du bœuf, on a négligé le porc. On pourrait améliorer son régime, mieux traiter ses maladies, surtout
tirer de ses produits un parti plus avantageux. Ce ne
sont pas des races particulières qui fournissent les jambons si renommés de Bayonne et de Mayence, ces co-
mestibles recherchés doivent leurs qualités à la manière
dont on les prépare et au gouvernement des porcheries
dont on les retire.

Il se prépare à Maurs, département du Cantal, des
jambons beaucoup moins célèbres que ceux de Bayonne
et de Mayence, mais qui ne leur cèdent en rien, et qui,
peut-être, leur sont supérieurs : un grand préparateur

---

(1) *De l'Industrie française*, 1819, tom. I, pag. 224.

de jambons de Maurs, nommé *Rosières*, que j'ai consulté sur les lieux, m'a assuré qu'en 1797 il avait fait servir à Paris, au Cadran-Bleu, sur une table splendide, un jambon de Maurs qui fut jugé par les connaisseurs d'un goût plus exquis que les meilleurs jambons de Bayonne et de Mayence. Le fait suivant, qui m'a été attesté par des personnes dignes de foi, est plus concluant encore : trois jambons anonymes figuraient dans un grand dîner chez M. *Vigier*, millionnaire, habitant la capitale et natif de Maurs ; à ce dîner se trouvaient le président *Muraire, Brillat de Savarin, Daigrefeuille* et d'autres fins connaisseurs. Les trois jambons, dont le maître seul connaissait l'origine, étaient, l'un de Mayence, l'autre de Bayonne, et le troisième de Maurs. A la fin du repas, les voix furent recueillies sur leur mérite respectif, et le jambon de Maurs obtint la majorité des suffrages. J'étais en octobre 1827 dans ce canton, peu éloigné de ma ville natale ; j'y ai recueilli des notes sur les porcs que l'on y entretient, sur leur régime, et sur la manière dont on prépare les jambons.

Ces porcs ne sont pas nés dans le pays, on est allé les acheter, depuis le commencement d'octobre jusqu'à la fin de janvier, dans le Périgord, dans la Marche, dans le Bourbonnais. Les premiers sont les plus estimés, leur couleur est pie : ceux de la Marche sont noirs ; ceux du Bourbonnais, blancs. Tous avaient, au moment de l'achat, 8 à 10 mois, on les a payés 24 à 36 fr., on les gardera un an : ils vivront, par conséquent, quelques mois de plus que la plupart des porcs nourris en France. Dans cet intervalle, leur prix triplera s'ils sont bien soignés. A Maurs, tout le monde a des cochons ; c'est l'industrie générale du pays. Tel individu qui ne possède pas un pouce de terre, qui est journalier ou garçon-artisan, ne laisse pas que d'entretenir un ou plusieurs cochons ; c'est à les conduire qu'il emploie ses enfans dès l'âge de huit à neuf ans. On les mène dans les vastes châtaigneraies qui entourent la ville, dans les champs après la récolte, le long des haies, dans les terrains vagues, et il y en a beaucoup dans le canton de Maurs, l'un des plus stériles de l'Auvergne. L'entretien, surtout l'engraissement de ces cochons, est regardé comme un mystère : on l'explique par le gaspillage et la déprédation. On exige, néanmoins, que les cochons vagabonds soient muselés au printemps, au moyen de deux anneaux de fer qui percent le groin. On ne les a pas muselés pendant l'hiver, on a voulu leur laisser la facilité de fouiller la terre et d'y trouver des châtaignes, d'autres fruits, des racines, particulièrement celles de fougères (*pteris aquilina*).

La châtaigne crue, fraîche ou sèche (ouriol) est la base de la nourriture de ces porcs ; et, pour les engraisser, on fait cuire ce fruit, d'abord à moitié, ensuite entièrement, et on ajoute des pommes de terre également cuites ; le tout écrasé dans l'eau et mêlé avec du son. Le prolétaire achète les châtaignes, qui dans ce pays sont à très bon marché, ou il va, avec ou sans permission des propriétaires, les ramasser dans de grandes forêts, comme ailleurs on va ramasser des glands ou des faînes. C'est toujours à la maturité des châtaignes que commence l'engrais des cochons de Maurs, qui dure six semaines ou deux mois : pendant ce temps, ces animaux sont renfermés ; et, sur la fin, on leur distribue du sel pour leur aiguiser l'appétit. On leur donne à manger toutes les heures et à boire quatre fois par jour : leur boisson est l'eau dans laquelle les châtaignes ont cuit. On a observé que les cochons les plus faciles à engraisser offraient les caractères suivans : museau court, oreilles longues, couvrant les yeux de manière à ce que l'animal n'aperçoit les objets que de haut en bas ; mâchoires larges et écartées, côte relevée, pieds et jarrets gros, jambes fortes, flanc arrondi, extrémités postérieures plus relevées que les antérieures. On exige comme qualité morale que l'animal ait beaucoup de voracité, et une grande adresse à chercher sa nourriture; qu'il soit, selon l'expression du pays, *un boun cercaïré*.

Les châtaignes, dont l'élément particulier est un principe sucré, constituent, sans doute, un aliment très nutritif pour les porcs et très propre à les pousser à l'engraissement; mais les habitans du canton de Maurs ont un autre moyen d'entretenir ces animaux, c'est une propreté extrême : ceci paraîtra singulier à bien des gens qui ont tout autre opinion des Auvergnats; mais en ceci et peut-être en d'autres points agricoles, les Auvergnats pourraient servir d'exemple.

Les cochons de Maurs sont lavés, au moins, trois fois par jour. J'ai vu autour de la fontaine publique de Maurs 25 à 30 femmes, autant d'enfans armés de vases de différentes formes et dimensions, occupés à laver leurs cochons qui paraissaient prendre plaisir à cet exercice. Toujours propres, toujours nets, débarrassés des insectes aptères particuliers à leur espèce, les cochons sont sains et vigoureux ; la ladrerie ne les attaque jamais, tandis qu'elle exerce beaucoup de ravages dans des cantons voisins, où les porcs sont issus des mêmes races, également nourris de châtaignes, mais jamais lavés : on a introduit, à Maurs, de jeunes cochons chez lesquels la ladrerie s'était manifestée et qui ont guéri sans autre remède que les bains.

C'est pour trouver de la fraîcheur et de l'humidité, non pour se couvrir de fange, que le cochon se vautre dans un bourbier. On a méconnu cette vérité, et on a pensé qu'une habitation fangeuse et fétide était précisément celle qui convenait à cet animal. Telle n'est pas l'opinion des nombreux éleveurs de porcs à Maurs : ils les logent sous des toits aussi vastes que possible. Le prolétaire donne à ses cochons presque autant de place qu'il en occupe lui-même, et les deux ménages ne sont souvent séparés que par une planche. Lorsque les porcs peuvent entrer et sortir librement, ils ne font jamais leurs ordures dans leurs toits : ces lieux, à Maurs, sont tout aussi propres que l'habitation du maître. Le plancher est disposé comme un petit lit de camp en *planche inclinée* percée de trous pour l'écoulement des urines, couvert d'une litière légère qu'on retire tous les jours pour les porter dans la fosse au fumier. Il est à remarquer que chaque cochon a sa place marquée sur le lit de son toit, et que, si elle était usurpée par un nouveau venu, il lui livrerait combat pour la reconquérir.

Les porcs ainsi gouvernés s'entretiennent et s'engraissent à peu de frais : lorsque le moment de les vendre est arrivé, on leur donne quelquefois de l'antimoine, et ils augmentent en corpulence; mais c'est une apparence de graisse qui ne tarde pas à se dissiper. L'animal prend la diarrhée, et il diminue de poids et de volume. Les acheteurs regardent cette pratique comme une fraude, et ce n'est pas sans raison : nous pensons que, si elle était prouvée, elle pourrait donner lieu à résiliation du marché.

Une partie des cochons gras est exportée, l'autre est abattue dans le pays et fournit des jambons dont la réputation n'égale pas le mérite. Les porcs qu'on exporte sont dirigés, au commencement de septembre, vers le Languedoc, en troupes de 25 à 30.

En octobre, d'autres troupes non moins nombreuses prennent aussi la route du midi de la France et pénètrent jusqu'en Espagne. Les cochons blancs, originaires du Bourbonnais, ont peine à supporter ces longs voyages, ils deviennent boiteux ; aussi la plupart d'entre eux sont-ils consommés sur les lieux.

C'est vers la Saint-Martin (11 novembre) qu'on tue des cochons à Maurs ; c'est une époque de joie et de réjouissance , comme ailleurs l'époque de la moisson et celle des vendanges. Voici le proverbe du pays :

A la Saint-Martin ,	*O lo son Morty ,*
Tue ton cochon fin ,	*Tuos toun pouor fi ,*
Invite ton voisin.	*Inbito toun bisy.*

Le cochon étant saigné, on le couvre de pailles , qu'on enflamme ; on racle aussi la peau avec des couteaux émoussés ; on le vide, on le coupe et on le met dans des caisses nommées saloirs ; on a soin de faire sécher le sel à un feu doux et de le piler ; on retourne les quartiers tous les six ou huit jours, un peu moins souvent en hiver qu'en été. La salaison dure six semaines, et, lorsqu'elle est terminée, le résidu n'est pas perdu ; on le donne au bétail et on le fait entrer dans le pain des pauvres. Quelques propriétaires ont une presse au moyen de laquelle l'opération s'exécute en 48 heures, et est, dit-on plus complétée. Les quartiers de cochon sont enveloppés de linge et stratifiés avec des couches de sel ; par ce procédé , on économise du sel. Au bout de six semaines ou deux mois, on détache les jambons, pour les suspendre dans un lieu sec où ils resteront 15 jours, et un peu plus long-temps si la température était humide : si on les met à la cheminée, ce n'est pas avant de les avoir bien enveloppés de linge, pour éviter qu'ils ne s'enfument ; lorsqu'ils sont bien secs, on les saupoudre de farine de sarrasin.

Les bons préparateurs de jambons de Maurs attribuent leur succès 1º à la manière d'élever les cochons avec beaucoup de propreté et à l'engrais avec des châtaignes fraîches ou sèches, d'abord crues, ensuite mi-cuites, et, sur la fin, cuites entièrement ; 2° à l'usage du sel qu'on donne sur la fin de l'engraissement et qui, selon eux, ne sert pas seulement à aiguiser leur appétit, mais encore à donner à la chair de la finesse et de la fermeté ; 3° à l'usage d'envelopper de toile les quartiers avant de les couvrir de sel et d'accélérer l'opération au moyen d'une presse ; 4° à l'usage d'envelopper aussi de toile les jambons qu'on fait sécher à la cheminée ; 5° enfin, au soin de saupoudrer le jambon avec de la farine de blé-sarrasin.

Partout on pourrait employer les mêmes procédés, et, au besoin, les perfectionner : et pourquoi ne ferait-on pas dans les départemens du Rhône et de l'Ain, des jambons de Mayence, de Bayonne, de Maurs, tout comme on pourrait y fabriquer des fromages de Gruyères, de Parme ou de Hollande ?

GROGNIER.

AUTRE ADDITION AU MÉMOIRE DE VIBORG.

VIII°.

Enzootie sur les cochons ; par M. DÉHAN.

La pathologie des cochons a été jusqu'ici à peu près abandonnée : il est probable que la médecine vétérinaire n'étendra pas de si tôt ses progrès sur cette partie de l'économie rurale, à moins qu'il ne s'agisse d'opérer sur un grand nombre d'individus. Le parti que l'on tire d'un cochon fait craindre à son propriétaire de laisser aggraver sa maladie, au point de la voir devenir mortelle, parce que le cadavre, qui profite si l'animal a été tué, n'est plus bon qu'à être jeté à la voirie s'il est mort naturellement. D'un autre côté, ces animaux sont élevés, en majeure partie, à la campagne, dont l'éloignement des villes, résidence ordinaire des vétérinaires, fait que les frais de voyages, quelque modérés qu'ils soient, pourraient s'élever à la valeur de l'animal malade.

A ces considérations vient se joindre la très grande incertitude de la réussite, parce que ces animaux, d'un naturel sauvage, logés dans des locaux malpropres et presque inaccessibles, ne peuvent pas être observés avec beaucoup d'attention, et parce que l'exploration du pouls est fort difficile, en ce qu'on ne peut les aborder que par des moyens de contrainte, qui leur arrachent des cris perçans et qui exercent une telle influence sur la circulation, que les pulsations du cœur et des artères en sont toujours accélérées et irrégulières. Ce caractère intraitable rend l'administration des médicamens fort difficile et même dangereuse ; on ne peut avoir recours qu'à des boissons que les animaux prennent spontanément, et préparées de manière à flatter leurs goûts.

Les émissions sanguines ne sont pratiquées ni assez méthodiquement, ni avec assez d'abondance pour être efficaces : ce sont des artério-phlébotomies faites au palais, ou à la queue par l'amputation, ou aux oreilles en les fendant ; ces saignées n'offrent rien de certain pour l'appréciation de la quantité de sang. J'ai fait des recherches chez les charcutiers pour savoir s'il serait possible de pratiquer sur le cochon, ou l'ouverture de quelques veines, ou des mouchetures, ou des scarifications qui procurassent des saignées susceptibles de quelque effet thérapeutique ; j'ai acquis la certitude que les veines les moins profondes, très accessibles aux différens phlébotomes, chez tous les autres animaux domestiques, sont à peu près inattaquables chez le pachyderme qui nous occupe, et que les incisions à la peau ne donnent pas de sang, à cause du tissu adipeux qu'elle recouvre, tissu adipeux très peu riche en capillaires sanguins.

Cependant, malgré cette impuissance de moyens curatifs , les vétérinaires sont consultés , parce que dans beaucoup de localités , en Lorraine surtout , l'élève des porcs offre une ressource immense aux populations rurales, qui ne connaissent guère d'autre viande que le lard et le jambon , avec lesquels on prépare les alimens pris dans le règne végétal. Ces viandes ne sont pas plus dédaignées par les citadins; la ville de Lunéville n'en consomme pas pour une valeur annuelle moindre de 3oo,ooo fr. : aussi est-ce une désolation dans certains villages, quand la mortalité frappe ces animaux d'une manière enzootique. J'ai fait, à différentes reprises, des autopsies qui m'ont décelé des gastro-entérites ; j'ai prescrit des moyens diététiques adoucissans, qui ont réussi quand les propriétaires n'ont pas craint de voir leurs cochons périr d'inanition ; préjugé difficile à vaincre dans les villes et qu'on essaie vainement de combattre dans les campagnes.

La Société d'agriculture de Nancy a proposé, il y a quelques années, un prix pour l'indication des moyens curatifs et préservatifs contre la maladie des cochons, sans la spécifier ; personne, à ma connaissance, n'a répondu à cet appel, si ce n'est un vétérinaire de la Belgique , dans le très petit opuscule duquel je n'ai pu remarquer rien de rationnel.

Le 5 novembre 1834 , M. le sous-préfet de Lunéville m'envoya en communication une lettre par laquelle M. le maire de Froville lui rendait compte qu'une maladie régnait sur les porcs de la commune; M. le sous-préfet me priait de me rendre sur les lieux, pour reconnaître les caractères de cette maladie et donner les prescriptions nécessaires pour la traiter.

M. le maire disait : « Depuis trois jours, une maladie » grave attaque les porcs de Froville, douze ont succombé » et l'on a des inquiétudes bien fondées sur l'état des au- » tres. La maladie enlève les animaux qu'elle attaque

» dans six à douze heures, plus ou moins ; l'animal, avant
» de mourir, est ordinairement d'un rouge tirant sur le
» violet ; souvent il mange le soir, et le lendemain ma-
» tin on le trouve mort, etc. »

En conséquence, je me rendis, le 8 novembre, à
Froville, où le nombre des cochons morts s'élevait déjà
à vingt-huit, chez seize particuliers, quoique l'invasion
de la maladie, ou plutôt le commencement de la mortalité, ne datât que de sept jours ; le nombre total des cochons dans la commune était de cent quatre-vingts. Trois
cadavres étaient à ma disposition : deux cochons étaient
malades ; ils étaient tristes, abattus, étendus sur la litière,
insensibles à toute excitation : les yeux étaient mornes ;
la partie inférieure de l'abdomen, la face interne des
cuisses et les deux oreilles étaient d'un rouge pourpre ; le
pouls était imperceptible. Ces animaux faisaient entendre des plaintes rauques, qui avaient peine à sortir du
larynx : leur état général annonçait une mort prochaine.

Je procédai successivement à l'examen des trois cadavres, dont deux de cinq et l'autre de huit mois ; ils
avaient, comme les malades, le ventre, la face interne
des cuisses et la base des oreilles violets ; ayant remarqué très peu de différence dans les lésions des organes de
chacun, j'en ferai une description générale. Les intestins, l'épiploon et le mésentère étaient d'un rouge très
vif ; le foie était jaune, sans consistance et paraissant
avoir subi la cuisson ; l'estomac, vu à l'extérieur, paraissait plein ; incisé, il contenait une masse d'alimens composés de pommes de terre et de farineux. Sa membrane
muqueuse, très épaissie, était d'un rouge très foncé ;
l'épithélium était détaché et adhérait à la masse alimentaire ; les intestins, tant grêles que gros, étaient vides d'a-
limens, ils contenaient un liquide jaune, muqueux, qui
était évidemment le produit de la sécrétion anormale de

la membrane interne très enflammée, auquel produit était mêlée de la bile. La rate, quoique ramollie, n'offrait rien à noter, l'intérieur des veines était rouge, aussi bien que la muqueuse de la vessie, qui était recouverte d'un mucus jaune.

Les viscères contenus dans la poitrine n'offraient aucune altération. Le cerveau n'a pas été ouvert.

Plusieurs particuliers, au moment de voir mourir leurs cochons, les ont tués par effusion de sang et les ont mangés sans qu'il en soit résulté rien de fâcheux.

CAUSES. — L'été et l'automne de 1834 ont été très secs en Lorraine ; cette sécheresse privait, à Froville, les cochons des moyens de s'abreuver et de se baigner, tandis qu'ils étaient soumis à une longue insolation, durant la plus grande partie de la journée ; cette cause était plus que suffisante pour déterminer l'irritation et l'inflammation des organes digestifs, quand est venue s'y joindre la mauvaise qualité des pommes de terre, extraordinairement âcres cette année, puisque, malgré leur grande abondance, on en trouve à peine suffisamment pour la nourriture de l'homme, qui éprouve, en en mangeant sans les choisir, une irritation cuisante à la gorge.

Il y avait donc irritation ancienne et même inflammatoire de l'estomac, sans que les propriétaires s'en doutassent, parce que la gloutonnerie des cochons les portait à recevoir, avec avidité, les alimens qu'on leur présentait ; j'en ai eu la preuve dans la masse énorme d'alimens trouvés dans des estomacs capables, tout au plus, de digérer l'eau la moins chargée de farineux ; on sait que, pour l'habitant des campagnes, un bon appétit, dans les animaux, est un signe certain de santé.

L'indigestion était donc la cause immédiate de la mort : cette cessation des fonctions de l'estomac enlève souvent.

en quelques heures, les animaux chez lesquels on l'observe ; et c'est, en effet, en quelques heures de maladie apparente, c'est à dire, quelques heures après le refus des alimens, que les porcs succombaient.

Après avoir réfléchi sur le genre d'altération des organes et sur les causes qui avaient pu y donner lieu, j'ai prescrit, par une instruction succincte, les moyens qui devaient avoir pour résultat le non-développement de l'indigestion et le rétablissement des organes digestifs dans leur état normal : en conséquence, il fallait recourir à une diète sévère d'alimens solides, et à l'administration de boissons adoucissantes légèrement acidulées ; c'est dans ce but que j'ai ordonné les décoctions d'orge, de graine de lin, de guimauve, de bourrache, d'oseille, unies au petit-lait.

J'ai indiqué les précautions à prendre, au temps de la convalescence, pour ramener les animaux à leur régime habituel, en ne leur donnant que très peu à la fois et en n'augmentant que graduellement. J'ai insisté pour qu'on tînt leurs habitations dans une grande propreté, qu'on les garnît d'une abondante litière, et que les cochons fussent toujours pourvus d'une eau limpide et de bonne qualité.

Je n'ai pas dissimulé mes craintes de voir les malades parvenir, avec la plus grande difficulté, à un rétablissement complet et à un prompt engraissement ; parce que, comme je l'ai dit, les pommes de terre de la dernière récolte sont généralement très âcres, et que ce tubercule, formant les dix-neuf vingtièmes de la nourriture des cochons, ne pourra être remplacé que chez les propriétaires aisés.

Cependant on a pu apprécier l'efficacité de mes prescriptions ; les propriétaires qui s'y sont exactement conformés n'ont plus perdu de cochons : je citerai le cultivateur le plus considérable du village, qui en possède plus de vingt, qui a su les soustraire à l'affection, parce qu'il a exigé impérieusement que ses domestiques fussent sourds aux cris qu'ils poussaient pour avoir à manger ; tandis que d'autres, ne résistant pas à la crainte de les voir mourir de faim, ont entretenu et aggravé le mal par une alimentation intempestive.

Pendant le mois de janvier, j'ai appris que, dans plusieurs autres communes de l'arrondissement, beaucoup de cochons mouraient ; qu'Embermenil surtout en avait perdu un grand nombre. Ils soupent bien, en rentrant des champs, et le lendemain on les trouve morts. Je n'ai pas été à même d'en faire l'autopsie ; mais les renseignemens que j'ai pris me portent à penser qu'il y a similitude de causes et d'affection ; que, par conséquent, les adoucissans unis à la privation des alimens, totale ou partielle, selon la gravité des cas, produiraient un effet plus avantageux que le crocus et autres préparations d'antimoine, qu'on est dans l'habitude de leur donner, en même temps qu'on cherche à flatter leurs goûts et à les exciter à manger. On devrait se persuader que le refus d'alimens est le résultat d'une sage prévoyance de la nature, parce que ce refus d'alimens force l'estomac au repos, sans lequel les inflammations des organes de la digestion ne se calment pas, ou ont la plus grande peine à se dissiper.

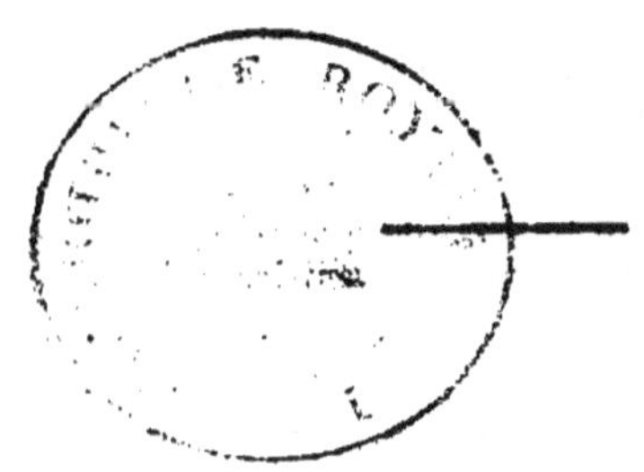

TABLE DES MATIÈRES.

FIN.

LIVRES

QUI SE TROUVENT A LA MÊME LIBRAIRIE.

L'ÉLEVEUR DE POULAINS, et le parfait amateur de chevaux; ouvrage dans lequel on indique les qualités nécessaires aux jumens poulinières et aux étalons, les soins, la nourriture qui conviennent aux poulains, etc.; par M. *de Puibusque*. In-8. . . . . 75 c., et, franc de port, 85 c.

BOURGELAT. ESSAI SUR LES APPAREILS ET SUR LES BANDAGES propres aux quadrupèdes. In-8, avec 21 pl. . 7 f. et 8 f. 25 c.

BOURGELAT. ESSAI THÉORIQUE ET PRATIQUE SUR LA FERRURE. 3ᵉ édition. Paris, 1813, in-8. . . . . . . 3 f. 50 c. et 4 f. 25 c.

BOURGELAT. PRÉCIS ANATOMIQUE DU CORPS DU CHEVAL comparé avec celui du bœuf et du mouton, à l'usage des élèves des Écoles vétérinaires. 1807, 2 vol. . . . . 10 f. et 13 f.

BOURGELAT. TRAITÉ DE LA CONFORMATION EXTÉRIEURE DU CHEVAL, de sa beauté, de ses défauts, et des considérations auxquelles il importe de s'arrêter dans le choix qu'on doit en faire; des soins qu'il exige, de sa multiplication, ou des haras, etc.; à l'usage des élèves des Écoles vétérinaires. 8ᵉ édit. publiée avec des notes par *J.-B. Huzard*. In-8, fig. 7 f. et 9 f.

COURS D'HIPPIATRIQUE, contenant des notions sur la charpente osseuse du cheval, la description de toutes ses parties extérieures, suivies des précautions que cet animal exige pour la conservation de sa santé, et sur la ferrure; par M. *Valois*. 2ᵉ édition. In-12. . . . . 3 f. 50 c. et 4 f. 25 c.

COURS D'HIPPIATRIQUE, ou Traité complet de la médecine des chevaux; par *Lafosse*. Paris, 1772, gr. in-fol. orné de 65 pl., fig. noires. 130 f.

— Le même, fig. enluminées. . . . . 240 f.

ECUYER (L') DES DAMES, ou Lettres sur l'équitation, contenant des principes et des exemples sur l'art de monter à cheval; orné de figures d'après les dessins d'*H. Vernet*; par *L.-H. Pons d'Hostun*. 2ᵉ édit. augmentée d'un Traité sur la manière de dresser les chevaux pour la chasse au tir. In-8. 3 f. 50 c. et 4 f.

Essai sur la manière de relever les races de chevaux en
France; par *V. Collot.* Paris, 1802, in-8.   1 f. 50 et 1 f. 80 c.

Esquisse de nosographie vétérinaire (ou Abrégé de médecine vétérinaire); par *J.-B. Huzard* fils. 2ᵉ édition. Paris, 1820,
in-8. . . . . 5 f. et 6 f. 25 f.

Essai sur les épizooties; par M. *Guersent*. In-8. 3 f. et 3 f. 75 c.

Garantie (de la) et des vices redhibitoires dans le commerce des animaux domestiques; par *J.-B. Huzard* fils;
2ᵉ édition. Paris, 1829, in-12. . . . . 3 f. 50 et 4 f. 25 c.

Génération (de la), par M. *Girou de Buzareingues.* Paris,
1828, in-8. . . . . 5 f. 50 c. et 6 f. 75 c.

Haras (des) domestiques en France; par *J.-B. Huzard* fils.
Paris, 1829, in-8. . . . . 6 f. et 7 f. 50 c.

Instruction sur les moyens de s'assurer de l'existence de
la morve, d'en prévenir l'invasion, d'en préserver les chevaux, et de désinfecter les écuries où elle a régné; par *Chabert
et Huzard.* Paris, an v, 1797, in-8. . . . . . . 1 f. 50 c. et 2 f.

Instructions sur les soins a donner aux chevaux pour les
conserver en santé sur les routes, et remédier aux accidens
qui pourraient leur arriver; par *Huzard.* Nouvelle édition
augmentée. Paris, 1817, in-8. . . . . . 1 f. 50 c. et 1 f. 75 c.

Instructions et observations sur les maladies des animaux
domestiques, avec les moyens de les guérir, de les conserver
en santé, de les multiplier, de les élever avec avantage, etc.;
par *Chabert, Flandrin* et *Huzard.* Paris, 6 vol. in-8, fig. 27 f.

Mémoire sur la pousse des chevaux; par M. *Demoussy.*
Paris, 1824, in-8. . . . . 1 f. 25 c. et 1 f. 50 c.

Notions élémentaires de médecine vétérinaire militaire,
ou Considérations générales sur le choix et les différentes qualités des chevaux de troupe, leur conservation, les causes de
leurs maladies, etc.; par *Rodet.* In-12. . 3 f. 50 c. et 4 f. 25 c.

Recherches physiologiques et chimiques pour servir à l'his-
toire de la digestion; par MM. *Leuret* et *Lassaigne.* Paris,
1825, in-8. . . . . 4 f. 50 c. et 5 f. 25 c.

Recherches sur l'époque de l'équitation et de l'usage des
chars équestres chez les anciens; par *Fabrici.* Rome, 1764,
2 vol. in-8. . . . . 5 f. et 6 f. 50 c.

Structure du sabot du cheval, et expériences sur les effets
de la ferrure; par M. *Bracy-Clarke*; trad. de l'anglais et revue

par l'auteur. 2e édition. Paris , 1829, in-8, fig. 4 f. et 4 f. 75 c.

T**RAITÉ** D'É**QUITATION** ; par *de Montfaucon de Rogles*. Paris, Imprimerie royale, in-4. . . . . 9 f. et 10 f. 50 c.

T**RAITÉ** D'É**QUITATION A** L'**USAGE DES DAMES**, orné de 11 pl. ; par *H. Lenoble*. Paris , 1826 , in-18.. . . . . . 4 f. et 4 f. 50 c.

T**RAITÉ DES HERNIES INGUINALES** dans le cheval et autres monodactyles ; par M. *Girard*. In-4, avec 7 gr. pl. 15 f. et 16 f.

T**RAITÉ DU PIED** considéré dans les animaux domestiques ; par J. *Girard*. 2e édit. revue et aug. In-8 , fig.. . 6 f. et 7 f. 50 c.

T**RAITÉ ANALYTIQUE DE MÉDECINE LÉGALE VÉTÉRINAIRE** , contenant : 1° les principes généraux de médecine légale vétérinaire; 2° un extrait de la médecine légale vétérinaire de *Toggia*, traduit de l'italien par *J.-B.-C. Rodet*. In-12. . 4 f. et 5 f.

T**RAITÉ** D'**ANATOMIE VÉTÉRINAIRE**; par J. *Girard*. 3e édition revue et augmentée. Paris, 1830, 2 vol. in-8. . . 12 f. et 16 f.

T**RAITÉ DE LA GALE ET DES DARTRES** dans les animaux; par *Chabert*. In-8. . . . . 1 f. 25 c. et 1 f. 50 c.

T**RAITÉ DE** L'É**DUCATION DU CHEVAL EN EUROPE**, etc. ; par *Préseau de Dompierre*. Paris, 1788 , in-8. 2 f. 50 c. et 3 f. 25 c.

A**RT DE FAIRE LE BEURRE ET LES MEILLEURS FROMAGES**, d'après les agronomes qui s'en sont le plus occupés, tels que *Anderson*, *Twamley*, *Desmarets*, *Chaptal*, *Villeneuve*, *Huzard fils*, etc. Paris, 1825, in-8. . . . . . . 4 f. 50 c. et 5 fr. 50 c.

E**XTRAIT DE** L'**INSTRUCTION POUR LES BERGERS** et les propriétaires de troupeaux , ou Catéchisme des bergers; par *Daubenton*. 5e édition augmentée d'une 15e leçon sur les mérinos, d'une planche indiquant l'âge des bêtes à laine, et de notes, par *J.-B. Huzard fils*. Paris, 1822, in-12. . . . 1 f. 50 c. et 2 f.

I**NSTRUCTION POUR LES BERGERS** et pour les propriétaires de troupeaux , par *Daubenton*, avec des notes par *J.-B. Huzard*. 5e édit. Paris, 1820, in-8, avec 23 planches. . . . . . 7 f. et 9 f.

M**ANUEL DE LA FILLE DE BASSE-COUR**, contenant des instructions pour élever, nourrir, engraisser tous les animaux de la basse-cour, guérir leurs maladies, etc. Nouv. édit. augmentée. Paris , 1830, in-18. . . . . 1 f. 50 c. et 2 f.

M**ANUEL DU BOUVIER**, ou Traité de la médecine pratique des bêtes à cornes; par *Robinet*. Nouv. édit. augmentée de notes trad. de l'angl. , par M. *Huzard* fils. 2 v. in-12. 6 f. et 7 f. 60 c.